明清地方名医验案

选

解

主编　王道瑞

编委　王银屏　王立稳　王立君
　　　李艾君　商中静
　　　黎长利　杨广常
　　　史艳敏

全国百佳图书出版单位
中国中医药出版社
·北 京·

图书在版编目（CIP）数据

明清地方名医验案选解 / 王道瑞主编 .—北京：中国中医药出版社，2021.6

ISBN 978 – 7 – 5132 – 6762 – 5

Ⅰ.①明… Ⅱ.①王… Ⅲ.①医案—汇编—中国—明清时代 Ⅳ.① R249.4

中国版本图书馆 CIP 数据核字（2021）第 031008 号

中国中医药出版社出版

北京经济技术开发区科创十三街 31 号院二区 8 号楼

邮政编码　100176

传真　010-64405721

廊坊市祥丰印刷有限公司印刷

各地新华书店经销

开本 880×1230　1/32　印张 4.75　字数 102 千字

2021 年 6 月第 1 版　2021 年 6 月第 1 次印刷

书号　ISBN 978 – 7 – 5132 – 6762 – 5

定价　39.00 元

网址　www.cptcm.com

服 务 热 线　010-64405720

购 书 热 线　010-89535836

维 权 打 假　010-64405753

微信服务号　zgzyycbs

微商城网址　https://kdt.im/LIdUGr

官 方 微 博　http://e.weibo.com/cptcm

天猫旗舰店网址　https://zgzyycbs.tmall.com

如有印装质量问题请与本社出版部联系（010-64405510）

自 序

　　验案，泛指疗效颇佳之医案。医案，是医者治病之史录，为医者诊迹之写照，亦是医患共斗病魔之结果，并为启迪后学之教本，故有"案者，治病之实录，临症之南针也"（《全国名医验案类编·夏序》）之谓。

　　医案，古谓之"诊籍"。我国最早载于史书中，如《左传》有"秦医缓和"，司马迁《史记》有"扁鹊仓公列传"，斯后晋·陈寿《三国志》有"华佗传"。可见史书为诊籍记载之端也。

　　诊籍之事，其后主要见于医书中，如晋·皇甫谧《针灸甲乙经》载有医圣张仲景之诊籍，宋·钱乙《小儿药证直诀》载有己之验案23则，金·张从正《儒门事亲》载其治验更多……此后则又有以医案独成医籍者，如元有朱震亨《怪疴单》，明有江瓘编《名医类案》，清有魏之琇编《续名医类案》等，以及以己验案成医籍专著者，如明有汪机《石山医案》、孙一奎《孙文垣医案》、王肯堂《王肯堂先生医案》、周之干《周慎斋医案稿》，清有尤怡《静香楼医案》、高鼓峰《四明医案》、徐大椿《洄溪医案》、叶桂《临证指南医案》、吴瑭《吴鞠通医案》、陈修园《南雅堂医案》等，举不胜举，迄今可谓汗牛充栋。

　　上述诊籍、验案悉为我国医界历代名医大家之治病实录，堪称不朽之业绩，为后学树立了楷模，提供了究习样本。

2020 年春，举国迎新，不幸新冠病毒肆虐成疫，华夏儿女众志成城。余于防疫之际闭门读书，有幸拜览名医何时希先生所编《中国历代医家传录》，洋洋巨作，数百万言。先生博学之广，阅历之深，技艺之精，诚令后生叹为观止已。

华夏有五千年的文明史，且幅员辽阔，不仅诞生了不少举世闻名之名医大家，若扁鹊、仓公、华佗、张仲景、王叔和、皇甫谧、巢元方、孙思邈、钱乙、陈自明、朱肱、许叔微、庞安时、刘河间、张元素、张从正、李杲、朱丹溪、汪机、李中梓、王肯堂、缪希雍、张介宾、喻昌、叶桂、徐大椿、张璐、尤怡、王孟英、吴瑭……诸公业绩，堪称硕果累累，名垂青史。然而吾读先生之书时亦发现，我国各地方郡县州府乡镇中亦有不少诊技高超、医名甚噪之医者，如皖黔之李能谦、九江之华自达、四川简阳之杨春兰、广东大埔之张芹舫、江苏吴县之顾兆熊……他们的医迹有的被载入地方州府县志中，有的被录于"医话""杂谈""笔记""书序""小说"中，均闪烁着不朽的光辉，值得究习。令吾深深感到：华夏大地处处有英才，山沟里凤凰亦不少！

吾读后，仅略择选明清两朝部分地方名医95人，验案125则予以解析，以宣扬诸家之长，愿资益于同道后学者，乃僭颜曰《明清地方名医验案选解》。然吾学识所限，恐未识诸公之诊疗精义，瑕瑜未辨，朱墨不明，故谨望同道师长赐诲斧正，不胜致谢。

七八叟　王道瑞
2020（庚子）年 3 月谨识

编写说明

　　一、本书所选验案悉录自名医何时希先生所著《中国历代医家传录》，涉及明清两代地方医家凡95人，验案计125则，每案后按何氏原录注明其出处。为便于阅读，凡原案中有方无药者将药物组成以括号形式说明。

　　二、本书所选验案按内、外、妇、儿、五官、针灸、骨伤科病依次分类载列，逐一进行解析。

　　三、书中诸验案病名采用中医传统症状学命名，如内科之咳嗽、水肿、泄泻、头痛等；时令病按温病分类命名，如暑温、伏暑等；对某些疾病误治后，病情危殆，属急救之验案，如阴盛格阳、热入心包、气虚欲脱等，则统一命名"急救"载列之。

　　四、书中诸验案前皆按中医辨证标明病机证候，如暑温病案，前列"暑入阳明"或"暑温夹湿"等；咳嗽案，前列"寒痰内阻"或"肾寒咳嗽"等。

　　五、书中每验案后列"解析"一栏，内容主要包括四方面：一是说明医者所治何验案；二是对医家生平予以简介；三是对该案病因病机进行分析，说明所用方药之作用效果；四是对该案进行总结，并说明其临床指导意义。

　　六、本书前列目录，后载医家索引。目录既有验案科属之分，又有其病机证候之名。索引按医家姓氏笔画多少为序列之，以资查询。

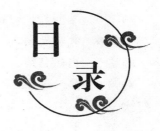

目录

内科病案

外科病案

◎
目

录

妇科病案

儿科病案

内科病案

暑 温

病案 1　暑温夹湿

予诸生时，万历戊子（1588年）夏患兹证（暑温），势极气索，瞀然自愦。庸医以为脾胃内伤，或以劳逸中折，几不自恃。徽医汪韫石蹙然曰："心烦面垢，此暑证也，何多指？"闻者皆骇其名，予于瞀中微解，依之，服益元散（滑石、甘草、辰砂）两剂而苏；仍调以加味香薷饮（香薷、厚朴、扁豆、白术、白芍、陈皮、茯苓、黄芩、黄连、猪苓、泽泻、木瓜、炙甘草、生姜），数剂而愈。(《伤寒伤暑辨·序》)

【解析】本案系明代医家张凤逵先生自述己病暑温之病案。张先生，字鹤腾，颍郡人，为进士，官户部陕西司郎中，善医，著《伤暑全书》两卷行世。本案是张先生述当年己病中暑，由徽医汪韫石先生所治愈之事。汪先生生平欠详，仅此记之。暑温一病虽仲景《金匮要略》中早有论治，后世金元刘河间、张元素、李东垣等诸家亦皆有所论，但对其施治仍有不少医者未能熟识，正若张先生所述："以为脾胃内伤，或以劳役中折。"汪先生徽医，南地之人，是证多见之，故一语中的："心烦面垢，此暑证也。"即投刘河间先生益元散，以清暑利湿，宁心安神，俾暑证身热，心烦口渴，惊瘛昏愦，小便不利退矣。后又服王肯堂先生加味香薷饮数剂，以健脾化湿，清热利尿而病愈。张先生自病后，深感时病之暑证与伤寒证不同，于是博览诸家，乃撰《伤寒伤暑辨》一篇，继之又撰成《伤暑全书》两卷，是可见张先生用心良苦也。

病案2 暑温夹湿

程某仲夏病，早晨热渴，暮退，食如平时，神渐骽顿，治不效。和令以滑石八两煎水，尽饮之，果愈。和曰："此病非表非里，热伤气也，表则气愈伤，养阴则热在气分不能入。《本草》：滑石味淡色白入肺。肺金得清气不伤，而热自已矣。佐以他药则力不专，用轻剂则力难达。《金匮》云：'百合病，变发热者，百合滑石散主之。'正此之谓也。"（《扬州府志》）

【解析】本案为清代扬州名医杨和先生治一中暑证之验案。杨先生，字育龄，江苏江都人，业医四世，其尤精于儿科，著有《爂堂医案》一卷行世。仲夏即阴历五月份，夏日炎炎，程某不慎中暑，昼热渴，暮退，精神骽顿。杨先生仅以滑石一药治愈，何也？《明医杂著》云："治暑之法，清心利小便最好。"暑为热邪，炎炎夏日，火热之气为盛，热伤心，救治宜清心经之热也；暑日人多贪凉饮凉，往往湿浊内扰，故尝云"暑多夹湿"，治暑还当利小便以除湿，是以又有"利小便"之谓。滑石甘寒，甘淡渗湿利尿，寒能清热，解暑之热。一药二能，诚治暑之佳品。杨先生对该案投重剂八两，功专力宏也。所释治暑之用药颇有见的，值得参考。

病案3　暑入阳明

朱竹垞夫人冯氏，病热七日不汗，又七日，又不汗，逾二旬矣。诸医皆云"伤寒不可治"，请办丧具。朱乃邀李徒步登阁诊视，无垢笑曰："君夫人所居阁，四面俱木围之，木生火，触暑脉伏耳，脏腑无他恙也。"亟以甘瓜，井水投之，可不药而愈。从其言，越宿而哺粥糜，再宿主中馈如故。（《曝书亭集》）

【解析】此系清代嘉兴名医李无垢治一中暑之验案。李先生，字无垢，名元素，杭州钱塘人，曾于明末入南京太医院任职，著有《本草经注》一书。《难经·五十八难》云："伤寒有五：有中风、有伤寒、有湿温、有热病、有温病。"故古人称发热之病皆习曰"伤寒"，此广义也。细言之，当有中风、伤寒、温病等等之异。本案发热病，实前诊"诸医"不识证也。无垢先生诊视，一语中的，曰"中暑"，系夏日炎炎，居木阁中，不得通风散热，闷热伤津耗气，则无汗发热、脉伏沉也。急取甜瓜，井水浸泡而食之。《本草纲目》云："甜瓜甘寒，止渴，除烦热，利小便，通三焦间壅塞气，治口鼻疮。"《本草衍义》更明言其"暑月食之，永不中暑"。更入井水浸泡，则更寒凉以退暑热。是以

"不药而愈"，诚可谓一食疗祛病之佳案。

病案 4　暑入阳明

蔡辅宜，夏月自外归，一厥不起，气息奄然，口目皆闭，六脉俱沉，少妾泣于旁，亲朋议后事。薛生白谓："是痰厥，不必书方，且以独参汤灌。"众相顾莫敢决。有符姓者，常熟人，设医肆于风桥，因邀入视，曰："中暑也，参不可用，当服清散之剂。"众以二论相反，又相顾莫敢决。其塾师冯在田曰："吾闻六一散能祛暑邪，盍先视之。"皆以为然，即以苇管灌之果渐苏。符又投以解暑之剂，病即霍然。（《听雨轩杂记》）

【解析】本案系清代吴地常熟符姓医者治一中暑证之验案。符医，常熟人，其他不详。蔡某夏月外出，归家后病倒，气息奄奄，六脉俱沉，吴之名医薛生白先生谓之"痰厥"，主张独参汤治之，以益气固脱。另一符先生谓之为"中暑"，主张清散解暑之治，反对用参。二医主张大相径庭。踌躇不决之际，有人主张用六一散（滑石、甘草）先试之。服之果见效而苏醒，继从符医以解暑剂施治，病得痊愈也。六一散即解暑剂，有清热利湿之效。《明医杂著》云："治暑之法，清心利小便最好。"滑石甘寒，寒能清热解暑，甘能淡渗利尿，令暑湿从小便而出，为主药。生甘草清热和胃，能缓滑石之寒凉太过，为之辅佐。药仅两味，功专力宏，确有祛暑除湿之功，故一试即见效矣。"智者千虑，也有一失"，名医薛先生显然对本案误诊矣。其误在"气息奄然，口目皆闭，六脉俱沉"处，以为痰厥闭窍，气虚欲脱，未识暑热内郁，阳盛格阴。本案非讥讽薛先生，乃告诫后人，临证要审慎细察，辨其真假之候，勿要迷信名人。金无足赤，世无完人，戒之，戒之！

病案5　阴盛格阳，津气欲脱

蔚门仰同知璇喜看方书，凡遇家人有病，辄自料理，其姊六月间劳倦中暑，自用六和汤（厚朴、砂仁、杏仁、木瓜、半夏、赤茯苓、藿香、扁豆、白术、人参）、香薷饮（香薷、厚朴、扁豆）之类，反加虚火上升，面赤身热。后邀刘宗序诊视，六脉疾数，三部豁大无力。刘曰："此病先因中气不足，内伤瓜果生物，致内虚发热，非六和、香薷所能治疗。况夏月伏阴在内，重寒相合，此为阴盛格阳之证。"急用补中益气汤加附子三钱、煨干姜一钱同煎，置冰中浸冷服之。其夜得熟寐，至天明微汗而愈。仰拜谢曰："伏阴之说，已领教矣，但不解以药冰之，何也？"刘曰："此即《黄帝内经》热因寒用、寒因热用之义，何难之有？"（《续医说》）

【解析】是案为明季名医刘宗序先生治一中暑之阴盛格阳证之验案。刘先生里贯未详。本案病人于六月间劳倦中暑，服六和汤、香薷饮之方药未效，反加剧，出现面赤身热。延刘先生诊之，曰"此为阴盛格阳证"，投补中益气汤加附子、干姜煎之，并置冰中浸冷服用，既而获愈。何也？刘先生释之，"此病先因中气不足，内伤瓜果生物，致内虚发热"，即病人素劳倦，伤其脾胃，致中气不足，再因夏暑之气伤人，令"气泄"，致其中气更虚。暑月贪凉饮

005

◎ 内科病案

冷，瓜果进之则又伤脾胃之阳气，令寒湿内生，即"重寒相合"，重寒即阴盛，阴盛则格阳于外，出现真寒假热之现象，故曰："内虚发热。"正若《内经》所云"气虚身热，得之伤暑"（《素问·刺志论》），其治一要补益中气，即益气补脾，升举阳气；二要温中散寒，回阳救逆，引火归元。刘先生所施之方药正合其治，其服法所云《内经》"热因寒用，寒因热用"，即《素问·至真要大论》中记载的"逆者正治，从者反治"之用，达到"必伏其所主而先其所因"之目的。伏阴，指阴寒内潜，是谓夏月之时人贪凉，喜冷而恶热，以至阴寒内潜，而称之伏阴。非清·田云槎《伏阴论》所论之伏阴也。

病案6　真寒假热

北郊汤某，盛暑壮热九昼夜，热甚危殆。诸医争以黄连、石膏投之，热愈甚，乃延镇诊。徐问病者："思饮否？"曰："思饮甚。"曰："思饮水乎？饮汤乎？"曰："思饮汤甚。"遂主姜、附定方，一剂热退，不数日瘥。（《松江府志》）

【解析】是系清医王镇先生之治一暑温验案。镇，字泰岩，江苏娄县人，精岐黄术，且善书法，年六十九卒，本案为真寒假热证。暑月贪凉饮冷，令人阳气受损，阴寒内盛，迫阳于外，出现颧红躁扰、口渴身热、脉数疾等假热证症状。初医不能辨，误投黄连、石膏之清热泻火剂，则助阴寒而伐阳气，致病危殆矣。王先生精细辨识，问得喜热汤饮，抓住病证真寒假热之本质，故主姜附四逆辈，以回阳救逆，俾阳回阴翳，热退病瘳也。可见先生临证经验之丰富，堪称胆识俱备之良医。

病案7 气血两伤

周士勋夏日身热不退，脉虚自汗，医用清暑药不效。张诊之曰："口不渴，舌少苔，且神气虚弱，乃大虚证也。再投清暑药，脱矣。"投以八珍（人参、白术、茯苓、炙甘草、熟地、当归、芍药、川芎）大补之剂获愈。（《冷庐医话》）

【解析】本案系清代浙江桐乡县名医张李瀛先生治一中暑之验案。张先生，字云寰，桐乡县人，医学深邃，技术精湛，求治者门常若市，医名远播。本案为夏日受暑热之气侵袭，而令身热汗出。前医以清热解暑之剂罔效，乃求诊于张先生。先生据证，施八珍汤类，大补气血而获愈，何也？前医以夏月发热，自汗，多与中暑之气有关，故习以清暑药投之，然未果。张先生诊认为，病人"口不渴，舌少苔且神气虚弱"，乃属虚证，不宜用清暑药。实前医未识，暑热之气伤人，令人身热，汗出。不晓《素问·刺志论》所载的"气虚身热，得之伤暑"和《素问·举痛论》所载的"炅则腠理开，营卫通，汗大泄，故气泄矣"之理，即后世所谓的"暑伤气津"。暑热汗出，汗能伤阴亦伤阳，阳气虚则"口不渴，神气虚弱"，气津不足则"舌少苔"也。八珍汤为补益气血之剂，由四君子汤合四物汤而成，以四君子汤益气健脾，甘温补中；四物汤补血益阴，合之则达大补气血之效。清暑药无非六一散、黄连香薷饮等清热解暑、利湿化湿之品，用于气津已虚者则不仅无效，反更伤阳耗津，俾气血两虚也。是案说明中暑证不可不辨虚实阴阳，戒之，慎之！

伏　暑

病案 1　暑湿内潜，病在气分

　　时有洞庭叶翁者，冬月遘疾，几殆，群医咸以痰火治之。时勉后至，独云："中暑也。"众皆掩口而笑。时勉曰："诸君莫嗤，定是初冬服盛夏曝晒之衣，偶触其遗留之暑气耳。"问之叶翁，曰："果然。"投以香薷饮（香薷、厚朴、扁豆），一剂而愈。(《说听》)

　　【解析】此系明医王宾先生治一伏暑之验案。宾初名国宾，字时勉、仲光，号光庵，江苏长州人，受学于盛寅，传戴元礼之学，著《医案》未梓，年七十卒。本案冬时治余暑之疾颇罕。我国江南暑湿之乡，曝晒之衣则暑湿之气内藏，冬着衣受邪而脉证必现之，如身困重、胸脘痞闷、舌苔白腻、脉濡数等，故王先生乃言"中暑"，投香薷饮获效也。然此案按温病学而言，当属伏暑病。施治得当，足见其辨证论治之功底，诚若其师当年治东宫太子妃经闭，而非孕，即"有是证，即有是药"之治也。

病案 2　暑湿内潜，病在气分

　　有人仲冬病寒，诸医杂治不效，钱独言伏暑，投青蒿

一味而愈。(《冷庐医话》)

【解析】此系清季嘉兴名医钱经纶先生治一伏暑验案。钱先生，字彦朦，浙江秀水（嘉兴）县人，居王家泾，医术精湛，医德极高，深得病家赞誉，著有《脉法须知》行世。本案为一仲冬（阴历十一月份）病发热，诸医杂治不效，恐按冬时感寒为治之故。钱先生认为伏暑为病，以青蒿一味而愈。伏暑，是伏气温病之一，因长夏受暑湿之邪，留潜体内，至秋后发病者。据发病时间早迟不同，有伏暑秋发、晚发，伏暑伤寒，冬月伏暑等名称。其发病特点，一是有季节性，多发于秋冬两季。二是起病急，临床即见暑湿或暑热内伏之证候，发于气分则见发热、心烦口渴、脘痞苔腻等；发于营分者，则见发热口干、心烦、舌赤无苔等。初起均兼有恶寒表证，尤其暑湿发于气分者，还会见邪留少阳，形似疟疾，但寒热不规则。在病程中还会出现但热不寒，入夜尤甚，天明得汗稍减，而胸腹之热不除，大便溏而不爽等（此为湿热夹滞，郁于肠胃之候）。亦会存在因初发于营分，热灼血分，而出现发斑者。因此温病大家吴鞠通先生云："按伏暑、暑温、湿温，证本一源，前后互参，不可偏执。"该案钱先生据证仅青蒿一味而愈，谅其当为暑湿为病，属气分者，兼少阳证。青蒿苦寒，有清热解暑、凉血疗疟之功，其尤善退热，不分昼夜之别，且其气芬芳，又能化湿，故一药而愈也。不难看出钱先生之医学造诣颇渊矣。

◎内科病案

发　热

病案1　温热夹食

　　病人患温热夹食，高热神昏，腹胀满，大便不行。其他医用犀角、羚羊角、至宝丹等药均未见效，病人已奄奄一息。先生先用新鲜萝卜绞汁，一大碗，撬开牙齿灌入，并即用大承气汤。服后大便通利，而身热也就逐渐消退了。（《金子久小传》）

　　【解析】本系清代浙杭名医金子久先生治一温热夹食验案。金先生，名有恒，字子久（1870—1921年），祖籍武林，后徙杭州大麻镇，家世业医，承父业，名噪江浙，弟子甚众，著有《问松堂医案》《金子久医案》。是案温热夹食，外有温热之邪，内有食积蕴热，两热相合，致病者"高热神昏，腹胀满，大便不行"。他医之治，犀、羚、至宝之类，悉清热解毒、凉开心窍之治，未能去内实热积滞之患，故热不退，而气息奄奄，出现"大实有羸状"。金氏洞察明了，投仲景大承气汤，釜底抽薪，以急下存阴，俾邪热积滞从大便解之，并以鲜萝卜汁为引灌之。萝卜生捣汁服，《本草纲目》云"大下气，消谷和中，去痰癖……止消渴"，并有"祛邪热气"之能。金先生以大承气汤力挽狂澜，救命于水火。由之可见仲景之经方，一旦辨证无误，诚能治重症笃疾也。

病案 2　疫热入营，阳明腑实

湘乡曾文正公在祁门行营得病，时方暮春，或疑为怔忡宿恙，投以药未效。能谦诊之曰："脉弦数濡，两颧红，干呕，热未退，而肝风将作，乃平素阴虚之质感疫也，非大承气不可。"众难之。能谦于本方中加入犀角、羚羊角、鲜石斛、生地、丹皮、玄参、竹茹、料豆、绿豆衣、银花、荷叶、黄土。一剂知，二剂可，遂如厕，结粪下，乃瘳。终以补心丹、珍珠、琥珀善其后。（《李能谦传》）

【解析】是系清咸丰、同治间皖黟名医李能谦先生治曾国藩患瘟疫之案。李先生，字光瑞，又字启赞，清代黟之三都人，家世业医，父、祖颇有医名，其弱冠遂发名，子孙承其业，卒年六十九。湘军首领曾国藩（号文正，字涤生）在皖行营中病疫。延李能谦诊治，其认为曾体阴虚而染疫，心营受灼，伴阳明腑实，热盛阴伤而欲动风。乃排众议，当机立断，投以大承气汤（大黄、芒硝、厚朴、枳实）和吴氏清营汤（犀角、丹参、元参、连翘、金银花、生地黄、麦冬、黄连、竹叶）化裁之。一要釜底抽薪，急下存阴，发挥大承气汤通腑泄热之长；二要滋阴凉血，清营泄热，发挥清营汤清心营，透热外出之长；加羚羊角以清热凉肝息风，务在"先安未受邪之地"，加鲜石斛以助地黄、元参清热滋阴，加料豆（即豆豉）、绿豆衣以助银花清热透邪，所谓"入营犹可透热转气"，加竹茹、荷叶、黄土以升清降浊，保胃扶土也。此方面面俱到，清泻并施，上下分消，内清外透，故"一剂知，二剂可""结粪下，乃瘵"矣。终以补心丹（即天王补心丹）善后，为沟通心肾、水火既济、标本兼治之举，以巩固疗效。"众难之"是因"瘟疫邪炽虽有下至数次而愈者"，但吴瑭先生曾云："总要以看其邪正虚实，以定清热养阴之进退，大抵滋阴不厌，频繁攻下，切须慎重。"故踌躇，"众难之"。李先生据证活用经时之方，足显其胆识兼备，良工之风范。

阳　毒

病案　热入营血

有人患病，面赤斑斑如锦文，咽喉痛，唾脓血，已三日，诸医束手无策。履升诊之，说："此阳毒之为病，乃毒疠之气蕴于血脉故也，逾七日将不治。"投以升麻鳖甲汤，一服即愈。(《南充县志》)

【解析】本案为清南充名医程履升先生治阳毒证之验案。程先生，字云廷，四川南充县北回龙场人，笃嗜医学，先宗张景岳之温补学说，后又崇仲景之学，善用经方，治病多奇效，名噪邑中。患者"面赤斑斑如锦文，咽肿痛，唾脓血"，即仲景《金匮要略》所云之"阳毒证"。升麻鳖甲汤由升麻、鳖甲、当归、甘草、蜀椒、雄黄组成，为清热解毒、滋阴活血、引火归元之剂。升麻、生甘草清热解毒、利咽消肿，《名医别录》云："升麻治……时气疫疠，头痛寒热，风肿诸毒。"《汤液本草》又云其"为疮家圣药"，

《仁斋直指方》以其切片含咽，而治"喉痹作痛"。鳖甲、当归滋阴养血，行瘀止痛。蜀椒入肾经，有引火归元之能。雄黄苦寒，《图经本草》云"雄黄治疮疡尚矣"，《续十全方》载其治"缠喉风痹"，用之疗咽喉肿痛疮疡。本案程先生认为是"阳毒之为病，乃毒疠之气蕴于血脉之故"，指其为异疠之气，热毒蕴蒸于血分，令血热为病，而现面赤斑斑，毒热上扰，灼伤咽喉则为之肿痛，热盛肉腐，而令唾脓血。热毒炽盛，重伤阴血，阴不敛阳，火不归元。是以阳毒之证虚实相夹，其施治方药既要清热解毒、消肿止痛，又要滋阴养血，引火归元。是方虽仅六味药，但面面俱到，故一投即中，效如桴鼓。古之阳毒证，今为何病？历代医家未有确论，余依程氏之言"毒疠之气蕴于血脉故也"，恐该证似西医所称的"猩红热"病，中医今又名"烂喉痧"，仅资参考。

咳　嗽

病案 1　寒痰内阻

　　吾乡沈方伯良臣，患咳嗽，昼夜不能安寝。屡易医，或曰风、曰火、曰热、曰气、曰湿，汤药杂投，形羸食减，几至危殆。其子邀求治张致和。致和脉之曰："脉沉而濡，湿痰生寒，复用寒凉，脾家所苦，宜用理中汤加附子。"其夜遂得贴枕，徐进调理之剂，果安。（《续医说》）

【解析】此为明季御医张致和先生治一咳嗽验案。张先生里贯未详，曾为御医，后回乡里，为人治病，召之即往，且为之尽力，德术颇高，世有盛名。本案咳嗽，他医屡治不效，且病势危笃。邀张先生诊之，脉证相参，认为系湿痰生寒所致，投附子理中汤见效。脉沉主里，濡主脾虚湿蕴，二脉合之为脾虚痰湿内阻。"脾为生痰之源，肺为贮痰之器"，母病及子，肺咳不止矣。他医或曰风或曰热等，以致药物杂投，更伤脾胃，而致形羸食减，病乃沉重矣。理中汤，"理中焦"，即温中益气健脾，再加附子（又名附子理中汤），脾肾之阳得温壮，阳升则寒消，脾健则湿除，无寒无湿，寒痰焉生！故服后，即夜得安卧，咳嗽固然减轻，再徐进调理，病乃瘳之。由此可见，临证要脉证审慎参合，"脉理精微"，言之不虚，吾辈不可不穷究焉！

病案 2　肾寒肺咳

　　吴医张亮葵治咳不应，李炳诊曰："此可为也。"治以川椒，明日咳止。张使人问之，李曰："寐则咳，醒则已，盖寐则肺气藏于肾，肾寒使之咳耳，通其阳故愈。"张极叹服，约李订交。（《李翁医记》）

　　【解析】本案为清代江苏仪征名医李炳先生治吴医张亮葵咳嗽之验案。李先生，又名李钧，字振声，号西垣，仪征县人，业医，术甚精，喜为贫人贱士治疾，闻召即往，必尽心力，辄而有效，享有盛名，著有《金匮要略注》《辨疫琐言》等。本案是同行张先生病咳，治之不效，求治于李先生，仅以一味川椒治愈。问其故，则答"寐则咳，醒则已"，是"肾寒"之故，即水（肾）寒射肺，肺失宣肃则夜咳。川椒辛热，入脾、胃、肾经，有温中止痛、纳肾止喘、杀虫止痒之功。《药性本草》云其"治咳嗽"，李时珍又云其"温脾胃，补右肾命门"，故李先生用之，一则暖脾胃，治肺金之母，培土生金；二则补肾阳命火，散寒气。金水相生，故咳愈也。足见李先生辨证准，用药精，学识超人哉！

病案3　寒邪外袭，痰饮内动

乡农病喘十余日，服药不效，登门求治，令服小青龙汤，乡农有难色。张曰："服此药二剂，仍不得卧者，余甘任其咎。"乡农去，家人讶其失言。张曰："彼喘而延至十余日不死，非实证不能，又何疑焉？"阅数日，乡农复来，则病果瘳矣。（《冷庐医话》）

【解析】是为清季桐乡县名医张禾先生治一喘咳之验案。张先生，字铁葫，浙江桐乡县人，国学生，亦精医理，诊病胆识过人，颇有医名。本案为以《伤寒论》小青龙汤（麻黄、桂枝、五味子、干姜、细辛、半夏、芍药、炙甘草）治一乡农喘咳病。小青龙汤为表里双解剂，外祛风寒，内逐痰饮。病家对此药怯之，恐药力过大。先生乃释其疑，方肯服药，药之果获大效而愈。病人因何怯之？其有喘而不得卧表现，以为是虚证。《金匮要略》论痰饮咳嗽有"咳逆倚息，气短不得卧"症，是"心下有水气，咳而微喘"（《伤寒论》），故"气短不得卧"。是案说明，医者不仅要医术精益求精，还要医者仁术，善解病人之心，使其了解病情，坚定服药信心。

病案4 肺虚气弱，脾肾不足

子腾向有嗽疾，端午后吐血一二日，服山羊血及山漆而血止。然病日深，胸胁痛不可转侧，嗽益甚，夜卧精神恍惚。此非参、芪不能回阳，余先用八味地黄汤二三剂，已有起色，又感冒风寒，用发散一二剂，汗出甚多，虚弱已极，亟用六君子加附子，一剂已愈其半矣。然每为寒邪所伤辄病。余问之，曰："背寒，少冷即从背至四肢矣。"余悟，曰："此督脉为病也，须用鹿角胶或鹿茸即愈。"觅得两许，始服一剂，而精神迥异平日。（《广阳杂记》）

【解析】是为清季顺天府名医刘献廷先生治久嗽咯血证之验案。刘先生，字继庄，又字君贤，别号广阳子，顺天府大兴县人。世本吴人，以官太医，遂家顺天。世医之家，学识渊博，以医为著，著有《广阳杂记》五卷。本案为一久嗽患者，经刘先生多次调治方愈。从前后施治而言，该患者为肺、脾、肾皆虚者，先于端午后病吐血（应为嗽而咯血），端午仲夏，天气始热，肺虚气弱，既有气不摄血之故，又有热迫血行之因，以山羊血、山漆（即三七）治之而血止。山羊血以血治血，甘温补虚，益气；山漆甘温，有止血定痛、消肿散瘀之功，为止血之佳品。二者标本兼治，故而显效。病久日深，脾虚不能生金，肾虚不能纳气，气血两虚，阴阳俱为不足，故嗽愈甚，体不可转侧，夜卧精神恍惚。治当脾肾并治，阴阳共补，先以八味地黄汤治之，以固先天之本。刚有起色，又感风寒，虚人病表，先建其中，亟用六君子汤加附子以益气助阳解表，而病大减，此亦脾肾并治之意。其每为寒邪所伤，背寒至四肢，虽云督脉为病（背为阳，督脉主之），实为肾阳虚、命门火衰之故，乃服鹿角胶等获愈。鹿胶、鹿茸为血肉有情之品，具补肾阳、益精血、强筋骨之能。该患者久嗽之治，除有山漆治标之外，余治皆从本也。病在肺，然根在脾、肾二脏。脾为肺之母，肾为气之根，既可培土生金，又有金水相生之义。中医整体论治特点，本案堪称典范也！

病案5　内热伤络，余邪未解

黄岩东山药铺主李某，久患潮热咯血，卧床半年，治之无效。请士良诊，以大剂麻杏石甘汤加减。李某以为药不对证，且量大，不敢服。士良劝之，服后大汗淋漓，湿衣尽透，次日病愈其半。复请士良诊，问诊效之故。士良曰："病经外感风寒，前医不疏表而进滋补，致成内热虚损，所谓'伤风不愈便成痨是也'，今既祛散表邪，斯可用前医之方调理矣。"李某遵之，不久即告痊。（《中医报》）

【解析】本案为清浙江太平县名医韩士良先生治一潮热咯血之验案。韩先生，字履石，浙江太平县人，少时苦学，博通经史，后因久病，乃志于医，勤奋攻读，炎黄术精，有"小神农"之称，疑难杂症，诊治多效，医名大震。该案李某，本为药店主人，病潮热咯血，半年久治无效，韩先生认为系风寒外感误用补剂，致内热虚损为病，以辛凉解表之剂麻杏石甘汤加减获效。本案即属仲景《伤寒论》中所称的"坏病"，是前医误治，乱补致虚虚实实。补为滋腻之品，既恋邪于内，并使邪留内而化热，热灼肺金，伤其气阴，不仅致潮热内生，且热灼伤肺络则咯血生焉。故先哲谓之"伤风不愈（省）便成痨"。韩先生投麻杏石甘汤，以石膏辛甘寒之品，内清泻肺经火热；用麻黄辛散内蕴之火热，所谓"火郁发之"，俾腠理开，汗以透邪外出。杏仁润肺金，佐麻黄而止咳平喘。炙草既调和诸药，又具有培土生金之义。药店主人亦颇通些医药，故不敢服此清热攻邪之剂，还以为患虚劳咯血呢。服后大汗出，次日即病减半，表明内热清，邪退，但病体尚虚，气血不足，还当调理扶正，方能痊愈。韩先生又建议服前医调补之剂以善其后。是案不仅彰显韩先生之学验颇丰，医技高超，又为吾辈活用经方树立了楷模。

病案6　热入营血　气阴两伤

陈农部浩恩，居郡城，夏月忽患咯血，日三四盂，时年已六十岁，家人惊惧，驰书迓星至。星按其脉曰："此肠郁勃发证也。"投以犀角地黄诸药，疾少间。越日天热，加甚，血复涌至。星曰："疾诚笃，然非不治证。"乃精思两时许，成一方，主四君子汤，辅以胶、麦冬、地（黄），药进，血遂止。（《甘泉县志》）

【解析】此为清代江苏甘泉县名医朱星先生治一咯血验案。朱先生，字意耘，居甘泉县郡伯镇，生于世医之家，少习儒学，通经史，后从医，医术精湛，著《伤寒慎思录》《伤寒明辨》《温病论治集要》等，惜未梓。该案陈某病咯血，其病势急，血出甚；且逢夏日炎暑，热迫血行；再者其年已花甲，下元肾水已为不足。证属阴虚内热，故先生即以犀角地黄汤服之，清热解毒，凉血止血，病势乃见好转。暑热之气，伤阴耗气，病者不仅阴伤血热为病，又兼伴气虚不能摄血，故"越日天热""血复涌至"。治病要圆机活法，既要清热滋阴，凉血止血，又要益气摄血，培土生金，改投四君子汤（人参、白术、茯苓、甘草）加阿胶、麦冬、地黄等治之，即以四君子汤补脾益气，培土生金，摄血之治；再辅加胶、麦、地以滋阴清热，凉血止血，从而药进而病瘳。"肠郁勃发"乃朱先生之论，实指病者咯血，内蕴郁热伤阴，热迫血妄行而致。咯血属肺病范畴，肺与大肠相表里，故乃自命曰"肠郁勃发证"。是案之治体现出中医辨证论治要因人因时制宜的特点。

痰　饮

病案 1　留饮内结

　　尝医黄谭钱某胸有留饮作痛，用甘遂半夏汤（甘遂、半夏、芍药、炙草），内有甘草，钱诘之曰："甘草与甘遂相反，并用何也？"答曰："正取其相反，攻击以去病根耳。"服之，腹大痛，吐泄交作，痰饮尽除，十年痼疾，一剂而

愈。(《苏州府志》)

【解析】 本案为清苏州地区名医孙渊如先生治一留饮验案。孙先生，苏州昆山人，善医，崇仲景之学，施用经方，得心应手，颇有盛名。是案留饮作痛，仲景《金匮要略》云："留饮者，胁下痛引缺盆，咳嗽则辄已。"又云："胸中有留饮，其人短气而渴，四肢历节痛，脉沉者，其有留饮。"施治亦以《金匮要略》甘遂半夏汤为治，内有反药，即甘遂与甘草之配用，其释之曰："取其相反，攻击以去病根耳。"仲景师书中，不止此方有反药之用，如附子粳米汤中还有附子与半夏反药之用。甘遂半夏汤治留饮，《金匮要略》书中有煎药服法，令煮后去滓，"以蜜半升，和药汁煎……服之"，因甘遂苦寒、有毒，为泻下利水、破积聚之峻药，半夏助之消痰化饮，芍药、甘草与蜜甘酸缓急止痛，并护阴血以防遂、夏逐饮消痰伤阴之弊，实为攻邪为主，但不伤正之剂。然本案未云煎服法，仅言服后"腹大痛，吐泄交作，痰饮尽除"，可见孙先生确有经验，"取其相反，攻击以去病根"，即"以毒攻毒"，令病人"吐泻交作"，逐痰饮从上下出之。十年顽疾，一剂乃愈。甘遂与甘草相反配伍，是否绝不可用，迄今仍为所忌、所慎，勿可孟浪！据现代研究：二药配伍其是否产生毒性，与甘草剂量大小有密切关系，甘草量少一般无毒性反应，甘草量大则产生毒性。

病案 2 痰饮内停，脾肾两虚

一妇人年六十余矣。病面赤喉痛，吐痰如涌，服凉药不效。一医以为少阴虚火，改服八味汤，又不效。兹昭诊之曰："汤是也，以胃气先伤，故不能运药使下输耳。"遂用六君子汤（人参、白术、茯苓、半夏、陈皮、炙草）加炮姜而愈。（《历代名医传略》）

【解析】此系清代吴之名医金兹昭先生治一虚火夹痰之验案。金氏，江苏吴县人，祖上曾为仕，至其独以贫，改业为医，术颇精，活人无算，甚有医名。本案为一老妪，"病面赤喉痛，吐痰如涌"。年过花甲，下源肝肾已为不足，阴精不足则内热生，火性炎上，故面赤喉痛；然其年老，兼有脾虚，脾不健运，痰浊内生，故吐痰如涌。前医之治，始用寒凉，无效，继又服益肾八味汤，以水中补火，治面赤咽痛，又罔效。金氏来诊，首先肯定八味汤之治是对的，但批评了首医寒凉之治。病家本有脾虚，投寒凉之品胃气更伤也。脾胃受损则不能运药，八味汤岂能被下输补肾乎？脾为人体后天之本，气血之化源，脾胃健则五脏安。故金氏乃从脾胃论治，用六君子汤，以益气健脾，燥湿化痰，俾胃气复且痰消；加炮姜者，李时珍云："干姜能引血药入血分，气药入气分，又能去恶养新，有阳生阴长之意……有阴无阳者，亦宜用之，乃热因热用，从治之法也。"是以虚火上炎之面赤咽痛亦痊也。该案之治，不难看出中医辨证论治中，辨证能力多么重要。正若吴仪洛先生所言："夫医学之要，莫先于明理，其次则在辨证，其次则在用药。理不明，证于何辨？证不辨，药于何用？"金先生诚不愧为吾辈医者之师也。

哮 喘

病案 肾虚作喘

一戴氏子，病阴虚火盛，服清火药，益气喘不能卧，诸医皆危之。兹昭诊其脉曰："药误耳，非死候也，脉气受寒将痹，非参、桂不可。"遂以二药加茱萸、地黄、倭铅，一服而愈。(《历代名医传略》)

【解析】是为清苏吴名医金兹昭先生治一阴虚火旺证误治之验案。患者病阴虚火旺，误服清热泻火之苦寒之品，以致苦燥伤阴愈甚，且寒凉损阳，虚火上越，肾不纳气，故出现"气喘不能卧"。延昭兹先生诊治，先生认为"药误耳"，投参、桂加山茱萸、地黄、倭铅主之，一服而愈。何也？人参大补元气，肉桂补火助阳，引火归元；地黄、茱萸乃六味地黄汤中君臣主药，滋补肾阴精之佳品；倭铅，入肾经，不仅镇心安神，且重坠纳气平喘。诸药合和，而奏阴平阳秘、心肾既济之效。药仅五味，诚精兵强将，救命于危难也。

呃　逆

病案　肝气犯胃，痰湿内阻

同乡刘某患病，每卧四肢跳动，坐卧精神恍惚不安，唇皮瘛疭，时或呃逆，群医莫辨何证。智端视之，曰："此噫气不除。"以旋覆代赭汤（旋覆花、人参、代赭石、半夏、炙甘草、生姜）再加镇逆之品，一服症轻，三服乃愈。（《蓬溪近志·方技》）

【解析】本案系清四川蓬溪县名医周智端先生治四肢瞤动兼呃逆之验案。周先生，字子方，蓬溪县西回龙场杨家沟人。幼聪颖好学，诗文俱优，可望登科，但父祖皆业医，乃弃儒而承家学，不数年，其医名远播，著有《伤寒六经定法》一书行世。是案病卧时四肢肌肉跳（瞤）动，唇口瘛疭（哆嗦），精神恍惚而时呃逆（嗳气）。周氏认为其属肝胃不和、痰湿内阻、胃虚气逆之证，投仲景旋覆代赭汤加味而愈。脾胃虚弱，湿浊内停，肝木乘之，令胃气上逆而呃逆作；肝木克土，脾主肌肉，开窍于唇口，故肝旺动风而四肢跳动，唇皮瘛疭；卧不安，神魂则不宁，故坐卧精神恍惚也。是以周氏与旋覆代赭汤加镇逆之品，即平肝息风之药，如石决明、珍珠母、龙骨、牡蛎之类也。群医莫辨者，是疑在肢动唇疭、精神恍惚处，是肝病，还是心病，再加呃逆，还是胃病乎？致众医无所措手足也。由

◎内科病案

之可见周先生临证经验甚丰，造诣尤深，不愧为仲景之传人。

呕　吐

病案 1　胃气上逆，肾虚不纳

　　有患噎膈者，服药辄吐弃。林启镐偕陈必勋往，药剂符合而杆格如故。乃召林有凤复诊，遽呼取原药十剂各煎之，每剂加盐少许。二人相顾笑曰："得之矣。"病果愈。（《潮阳县志·林启镐传》）

　　【解析】本案为清潮阳县名医陈必勋先生治一噎膈（呕吐）验案。陈先生，字淑震，粤之潮阳县贵屿乡人，少业儒，有诗名，后学医，术甚精，医名播惠潮二郡，活人无算，著有《脉诀》《鸿宝良方》传于家。林启镐，字荣京，号西亭，粤之潮阳县南桂坊人，攻岐黄，以医为业，术颇精。林有凤乃其从子，承其学，技亦精，父子均为当地名医。是案，患者实为呕吐证，即食后辄吐。陈先生据证投药亦吐之，后邀林医生复诊，未改方药，仅加食盐少许，服十剂而愈。为何呢？陈藏器在《本草拾遗》中云："盐……调和脏腑，消宿物，令人壮健。"病者噎膈呕吐较久，其胃气逆上且虚也。以盐之咸寒降逆和胃而引诸药下行而止呕吐。现在而言，久吐致人体电解质紊乱，食盐乃氯化钠也，少许用之，纠正了电解质的紊乱，故病情好转，而呕吐愈。二医相顾笑曰："得之矣。"说明其心有灵犀一点通，不谋而合，均晓盐之妙用哉！（但食盐勿可多用，过量又能令人呕吐，《神农本草经》云："令人吐。"《备急千金要方》有盐汤探吐方，成催吐解毒剂。）

病案 2 胃肠积滞，蕴热上逆

荥经县令恒子芬之太夫人病吐，每吐剧时若小儿惊风状。必清诊之，拟以大黄甘草汤。夫人惊道："吾年老衰甚，吐乃上部之事，何可下之？"必清答道："固胃以甘草，降逆以大黄，胃和则呕吐可止，但并不以泻下为唯一目的，此在引热下行，降逆止吐也。"服之一泻而吐遂止。（《荥经县志》）

【解析】本案为清季四川荥经县名医谭必清先生治一呕吐之验案。谭先生，字心渊，荥经县人，家世业医，至其已五代矣。其幼年丧父，不及庭训，乃弃儒攻医，学业有成，亦名重乡里。患者为本县令之太夫人，病呕吐颇剧。谭先生诊之，以大黄甘草汤施治。本方系仲景《金匮要略》治"食已即吐者"之剂，即对胃肠实热呕吐之证治，重用大黄，意在以其苦寒通腑泄热，令实邪积滞从大便而解，降胃之浊气止呕也，为主药；甘草甘缓和中，益护胃土，以杜大黄苦寒伐胃之弊，为佐。但老夫人对该方颇有惊讶，先生耐心释之，服之果效。"有是病，即有是药"。谭先生面对病者为本县令之母，年老体弱，敢用泻下之剂，诚可谓胆识超人，学验俱丰也。

◎ 内科病案

纳 呆

病案　食积内停

　　某官僚患不能食，求汉槎诊视。汉槎先索五十金为制丸药资，服药数日即愈。问汉槎系何证？所用何药？有如此神效？汉槎笑而返其金。曰："君病因肠胃肥腻，吾思善去脂者莫若豆腐渣，故以之为丸，是以偶中耳。"又问："君胡不早言。"汉槎反问道："倘先使君知之，肯服欤？"（《简阳县志》）

　　【解析】此系清代四川简阳县名医张汉槎先生治一食少纳呆之验案。张先生原名从梯，字云航，简阳县北石桥井人，先从儒仕途，官至兵部主事，后矢志于医，精岐黄术，颇有盛名，著有《医理推陈》《医法钩玄》各四卷。本案是以食疗法治愈一肥甘厚味致纳呆者。《素问·痹论》云："饮食自倍，肠胃乃伤。"官僚之人，必然不愁吃喝，且往往肥甘厚味较多，病纳呆食少者，屡见不鲜。是案即如是，求张先生施治，索重金，以暗示其药非一般之品，引起病者重视，认真服用。用豆腐渣治之获效，何也？豆即黄豆，甘温入脾胃经，有宽中下气、利大肠、消水肿之能。其渣则更能下气宽中，利大肠通便也，故病人食之则食欲好转。说明粗粮淡饭能增食欲，今人欲减肥者，不妨试之，可见食疗治病广矣。

泄　泻

病案 1　湿浊内盛，蕴热伤正

庠生周书病洞泄，兼温疟，愈且甚。煜与升麻葛根汤，继与人参白虎汤而痊。（《甘泉县志》）

【解析】此系清代甘泉县名医朱煜先生治一泄泻兼温疟验案。煜字漾溪，江苏甘泉县邵埭人，精岐黄术，著有《本草类方续选》待梓，年六十二卒。是案洞泄兼温疟者，洞泄，即泄泻病之寒泻，症见食已即泄，完谷不化。温疟，疟疾之一。《金匮要略》云："温疟者，其脉如平，身无寒但热，骨节疼烦，时呕，白虎加桂枝汤主之。"本案朱氏分而施治，先以升麻葛根汤（升麻、葛根、白芍、炙甘草）治洞泄，乃活用此方也，以麻、葛升阳止泄，白芍、炙草酸甘和营，柔肝扶土，而奏肝脾并治、升阳止泄之效。继用人参白虎汤（石膏、知母、粳米、人参、炙甘草）治温疟，亦活用是方也，以白虎汤治温疟之但热（即阳明气分之口渴、汗出、烦热），用人参疗病者洞泄、发热之气津两伤之证，益气生津而扶正也，从而达到泄止热退正复之目的。然而洞泄本有寒湿，疟病亦会有湿之杂。其病者泄泻兼温疟合一，其日久已无寒与湿之象，而呈气阴受损，阳气下陷，邪热内扰为病，故先升阳止泄，柔肝扶脾；继而清热养阴，益气生津。《内经》云："谨守病机，各司其属，有者求之，无者求之，盛者责之，虚者责之……疏其血气，令其调达，而致和平。"是案施治层次分明，缓急有序，扶正祛邪，权衡得宜，诚不愧上工良医之所为也。

病案2　伤食下痢，脾肾两虚

尝治其同年之母，高年患痢，医用芍药汤（芍药、黄芩、黄连、大黄、当归、木香、槟榔、肉桂、甘草）不效，转益困笃，身热不食。询知病前曾多食蟹，脉左弦数，右数而弱，舌苔中黑，腹痛喜按。力排众议，专主热药，用附子、肉桂、炮姜、吴茱萸等，一剂痢稀热减，二剂痢止，改用补中益气汤（黄芪、人参、白术、陈皮、当归、升麻、柴胡、炙甘草）加桂、附、炮姜痊愈。（《冷庐医话》）

【解析】此为清代浙江乌程名医钮福保先生治一老妪患痢之验案。钮先生，字右甲，号松泉，乌程人，道光十八年（1838年）戊戌科状元，授修撰，历充江南、江西乡试主考，广西学政，官至少詹事。工文辞，善书画，尤精医学，内外科兼修，颇有医名。本案为一高年老妪病痢，前医投之河间芍药汤，不仅无效，反而病情加剧。钮先生接诊，先问其饮食情况，继察脉观舌，认为是痢非湿食热毒所致，不宜施用苦寒之剂，宜温暖脾肾，回阳止痢，投以桂、附、炮姜之品，何也？钮先生问得病者曾多食蟹，蟹性咸寒，《本草纲目》谓："诸蟹性皆冷。"并还载云："饕嗜者乃顿食十许枚，兼以荤膻杂进，饮食自倍，肠胃乃伤，腹痛吐利，亦所必致，而归咎于蟹。"诊得其脉左弦数，右数而弱，舌苔中黑，腹痛喜按。左脉主血，右脉主气，阳虚气弱，阴盛格阳。

苔中黑，腹痛喜按，脾阳虚而寒水泛。故而是案痢证，先是食蟹过多，寒伤脾胃所致，不宜芍药汤清热解毒、理气化滞之寒凉剂，用之则犹雪上加霜，以致出现脾肾阳虚、阴盛格阳等候。钮先生洞察原委，四诊合参，力挽狂澜，不愧为医中之状元。由之亦示吾辈临证四诊合参很重要。

便 秘

病案 1　阳明腑实

　　冯景母病，内热如初伏盛暑，八日不遗矢，心益烦满。医者以年高，不敢用大黄。而公望独曰："脉洪实，可用，剂不更举矣。"果一服而下宿恶如黑弹丸，体遂平。(《杭州府志》)

　　【解析】是案系清杭州名医吴公望先生治一便秘验案。吴先生，浙江杭州人，精岐黄术，颇有盛名。该患者为一年高老妪，大便八日未下，内热积结，若"初伏盛暑"，心烦闷满，苦不堪言，诚属承气汤证。但虑年高体弱，恐不任大黄之品攻泻，医以为难。然公望先生据证而力主攻下。此正符仲景《伤寒论》所载"急下存阴"之治，清之名医伤寒大家喻昌亦明言"病经议明，则有是病，即有是药""脉洪实，可用"，果一服后，体遂平也。可见公望先生治医之胆识和造诣非同一般。

病案 2　寒食内结

一人除夕饮宴太久，食后胸腹胀痛，服硝黄不效。炳能诊得原因，谓"此乃寒食结聚也，须用温下法"。当即书大黄附子汤（大黄、附子、细辛）加味，服后稍刻即通。（《简阳县志·方技》）

【解析】是为清代简阳名医汪炳能先生治一寒秘证验案。汪先生，字益谦，四川简阳县草池堰人，幼习儒学，因母病求医难而矢志学医于马昆山先生，学有所成，卒年七十六。本案因"饮宴太久，食后胸腹胀痛"，所谓"饮食自倍，肠胃乃伤"（《素问·痹论》）也。医以硝黄治之不效，非热食积滞也。汪先生乃断之为"寒食结聚"，故取大黄附子汤加味，温下散寒则病退。便秘证有虚实寒热之分，始用硝黄者，误认为饮宴食积热结，药不对证；以仲景大黄附子汤化裁取效者，是证属寒秘，药证相吻，故服后立竿见影，"稍刻即通"。

病案 3　脾虚不运

一妇人，数日不更衣，胀甚。医用通药，益剧。炳令专服白术，至五日而胀已。（《扬州府志》）

【解析】此系清江苏仪征名医李炳先生治一便秘之验案。病者病数日不大便，腹胀不适，投以通便之剂，不仅不便，反而腹胀加重。求李先生诊治，投白术一味，连服五日而病腹胀消，大便通。何也？白术，甘苦温，入脾胃经，有健脾益气，燥湿止汗之功。该妇人便秘，是脾虚不运之故。脾主运化，升清降浊，脾虚湿阻，气机不畅，故腹胀满，浊阴（大便）不降，治当温健脾阳，升清方能降浊，白术正合其用，《药性本草》云："治心腹胀满。"亦颇符合《素问·至真要大论》的"塞因塞用"之治法。"医用通药，益剧"，是其通药，多为硝、黄之类，性味苦咸寒凉之品，乃治实热积滞之证者，用于脾虚不运之证，则令其虚也，故病益剧。是又可见中医辨证施治，明其虚实寒热，何等重要啊！先哲褚澄所言"用药如用兵"，兵不在多而在精，李先生已践行矣。

病案4　阳明腑实

郁水轩患阳证伤寒，禀气又薄，群医束手不敢下，曰："脉已绝矣，下之则死。"张诊其足脉独大，曰："可治。"遂投大承气汤一剂而愈。（《上池杂说》）

【解析】本案系明之浙江嘉兴名医张鹤仙先生治一阳明腑实证之验案。张先生，嘉兴人，少孤，后习医，临证多奇效，名振满吴下，善以大黄为功，俗称"张大黄"者，年九十而卒。本案即施大承气汤治"群医束手不敢下"之证。寸口脉微弱似无（他医认为已绝矣），张先生乃诊足脉，见其脉"独大"，则曰："可治。"投大承气汤获愈。足脉，即足跗阳脉（足背上之动脉）。其脉之主病，《伤寒论》有："跗阳脉浮而涩，浮者胃气强，涩者小便数，浮涩相搏，大便则硬，其脾为约，麻子仁丸主之。"（麻子仁丸由枳实、厚朴、大黄、麻子仁、杏仁、芍药组成）施以润下通便法。然本案诊得跗阳脉独大，主阳明腑实，积滞颇甚，且病者身体禀赋虚弱，即正虚邪实，"当急下存阴"，方可挽生命于一线，张先生"遂投大承气汤"一剂，俾其命回人间。足见先生之胆识魄力，"张大黄"之名不虚焉！

黄　疸

病案　寒湿阻遏

余尝病瘅，自治以茵陈蒿汤（茵陈、山栀、大黄）不效，易平胃散（苍术、厚朴、陈皮、炙甘草）又不效，脘中若藏井底泥，米饮至前辄哕。君（指吕震名先生）曰："湿固是已，此寒湿，宜温之。"与五苓散（猪苓、茯苓、白术、泽泻、桂枝）加附子，药下咽，胸次爽然。（《吕司马传略》）

【解析】此系清代江浙名医吕震名先生治一阴黄证之验案。吕先生，字榇村，浙江钱塘人，曾官湖北，有政声，后侨居吴门，酷好医书，以仲景为宗，著有《伤寒寻源》行世。病瘅，即黄疸病，病者自治茵陈蒿汤，平胃散之用不效，乃求诊于吕先生。先生据病情认为是寒湿所致之阴黄证（阴黄以黄疸色泽暗晦或鳖黑、神疲畏寒、大便溏薄等为特征），故投五苓散加附子，以温阳健脾、利湿退黄而获效。茵陈蒿汤乃治阳黄者，是治湿热蕴结，腑气不通，湿热蒸熏于肌肤，身黄如橘子色者。平胃散虽有健脾燥湿、理气消胀之功，但无温阳利湿之能，是以二方不治阴黄之证，乃无效也。《金匮要略》云："黄家所得，从湿得之。"张元素曾言："治湿不利小便，非其治也。"吕氏辨证准确，从温健脾肾之阳、利尿除湿入手，所谓"治病必求于本"也。

水　肿

病案 1　脾阳不振，寒湿泛溢

有丐者，患肿胀。自达召至，与以饮食，煎茵陈五苓散饮之。半晌，小腹胀痛不可忍，横出怨言。复强饮温水酒一壶，溺如涌泉，卧具尽湿，肿立消。调以启脾丸，半月痊。（《九江府志》）

【解析】是为明末清初赣之九江名医华自达先生治一水肿病验案。华先生，号乔石，德化县人，父质宇公为医，达自幼志于医，秉承家学。其天性笃孝，父患痔疾，乃手调饮食，侍寝六载，凡中裙厕具，必躬自浣濯。不仅医术精湛，且医德高尚，不愿高就，甘为贫苦大众疗疾除厄。史载："顺治初，医学乏人，萧国柱举以自代，周太守璜敦请之不就。"唯百姓视亲，"贫苦无告者，不召辄往治之。病已，且数数以廪肉馈"，深受人民爱戴，著有《尊经集》两卷。水肿，其病机多与肺、脾、肾三脏关系密切。明·张景岳云："凡水肿等证乃肺、脾、肾三脏相干之病，盖水为之阴，故其本在肾；水化于气，故其标在肺；水惟畏土，故其制在脾。"本案华先生据证而施用《金匮要略》茵陈五苓散（即茵陈蒿合五苓散），五苓散为温阳利水之剂，以泽泻、茯苓、猪苓、茵陈利水渗湿，蠲除水邪；白术苦温健脾而助利水消肿，桂枝辛甘温助阳化气，且辛透达表，膀胱为水腑，"气化则能出矣"，是以方药吻合病机。然服后，半晌之时，出现"小腹胀痛不可忍""复强饮温水酒"则"溺如涌泉，卧具尽湿，肿立消"者，何也？药以酒为引，酒性辛热，《本草拾遗》谓之"通血脉，厚肠胃，润皮肤，散湿气"，藉其辛热温通以助药力，而下利尿、外汗出，俾鬼门开、净府洁也。调以启脾丸（是方有两者，一为杨士瀛《仁斋直指方》，由人参、白术、青皮、陈皮、神曲、麦芽、砂仁、炮姜、厚朴、炙甘草组成；一为李梴《医学入门》方，由人参、白术、茯苓、山药、莲子肉、陈皮、泽泻、山楂、炙甘草组成），务在益气健脾，开胃进食，以培土扶正，杜其病复也。是案彰显华氏诚不愧为德艺双馨之名医！

病案 2　脾气虚弱，水湿泛溢

有患水肿病，肿至小腹以上，小便不通已十数日者，廷诏以四君子汤加茵陈、田螺，服之，小便立通。(《蓬溪近志·方技》)

【解析】此系清代蓬溪县名医陈廷诏先生治一水肿病之验案。陈先生，字嘉言，生于世医之家，至其已历三世，悉具盛名。先生学崇金元名家李东垣脾胃学说，其处方用药务以调理脾胃为主。本案水肿之治，陈先生即以四君子汤加茵陈、田螺投之。四君子汤乃益气健脾、补中益胃之剂，方以人参甘温益气补中，为主药；白术甘苦温，健脾燥湿，助人参以益气扶中；茯苓甘淡平，渗湿健脾；炙甘草和中。四者和合，共奏益气健脾，以资化源之效。加茵陈、田螺二药，茵陈苦、微寒，清热利湿，《名医别录》云："治通身发黄，小便不利。"田螺，甘、大寒，《本草拾遗》云："利大小便……小便赤涩，手足浮肿。"二药与四君子汤为伍，以达益气健脾、利尿消肿之功，是以服后，小便立通而水肿退。脾主运化水湿，脾气虚则健运失职，水湿停聚而病水肿。本案水肿正属脾虚水肿者，陈氏学宗东垣先生，本案正中其长，施治得心应手，立竿见影也。

病案 3　脾气虚弱，水湿泛溢

　　幕友杜某之戚王某，山阴人。夏秋间忽患肿胀，自顶至踵，大倍常时，气喘声嘶，大小便不通，危在旦夕，令用生黄芪四两，糯米一酒盅，煎一大碗，用小匙逐渐呷服，服至盏许，气喘稍平，即于一时间服尽，移时，小便大通，溺器更易三次，肿亦随消，惟脚面消不及半，自后仍服此方，黄芪自四两至一两，随服随减，佐以祛湿平胃之品，两月复元，独脚面有一钱（币）大的肿块不消。恐次年复发，力劝其归。届时果患前证，延绍城医士诊治，痛诋前方，以为不死乃是大幸，遂用除湿猛剂，十数剂而气绝。次日将及盖棺，其妻见死者两目微动，呼集众人环视，连动数次，试用芪米汤灌救，灌至满口不能下，少顷，眼忽

一睁，汤俱下咽，从此便出声也，服黄芪至数斤，并脚面之肿全消而愈。(《中国医学大辞典》)

【解析】此系清代浙杭名医许楗先生治一水肿医案。许先生名楗，字珊林，海宁县人。曾官部曹法医，尤长于外科，卒年七十六岁，校刊《折狱龟鉴》一书。本案乃为一水肿重症，以大剂量黄芪投用获效。病者夏秋间患水肿病，一般多认为是暑湿之气所伤，湿困脾土，清热利湿之剂乃为正治。不料该患者曾于前一年患水肿，服大剂量黄芪而获效，但遭绍兴某医斥之，认为不可以芪治，而当清利除湿以退肿，故大剂猛利之，以至近乎气绝命殆。幸其妻发现病者二目微动，未亡也，急以芪米汤灌之而苏，继大剂服芪数斤而病瘳，何以哉? 夏秋暑湿为害，不仅贪凉饮冷受湿之一端，还有暑热伤阳耗气之一端，《素问·举痛论》有"炅则气泄"之论。暑秋之时，其人气虚，脾阳不振，水湿不运，则停聚为肿。其肿上自头、下至足，全身悉肿，气喘声嘶。中医虽认为水肿关手肺、脾、肾三脏之治，但从脾论治是关键，脾为肺之母、肾之制，故许先生重剂补脾气，令脾气健，阳气升，而水肿退。黄芪甘温，为补脾益气、升阳固表、利水消肿之佳品，仅一味，重用，功专力宏，疗气虚而肿者神效。许先生诚有功于医林，为后世黄芪重剂治消渴、肾病等奠定了基础。

病案 4　寒水侵袭，肾阳不化

樊姓过伤冷水，肾囊肿如斗，诸医利水无效，势垂危矣。长晟诊后，主以车前子、防己、续随子、覆盆子、蛇

床子，仅服一剂，溺水半桶而愈。人诘问其故，笑而不语。（《简阳县志》）

【解析】本案系清代四川简阳县名医曾长晟先生治一阴囊水肿病验案。曾先生，字旭初，生于世医之家，少承庭训，聪颖机敏，博闻强记，医术甚精，医名颇著。是案因过伤冷水致阴囊水肿如斗。曾先生所用车前子、防己、续随子、覆盆子、蛇床子五药，是以暖肾温经、利水消肿为法。因寒水所伤，寒以温之，水以利之，"治病必求于本"也。前医施利水无效者，恐因利水之品寒凉之故，此阴囊肿因寒水所为，不可用寒凉之品以雪上加霜，宜温阳利水为治，覆盆子甘酸微温，暖肾固精；蛇床子辛苦温，助阳温肾；二者入肾经，既助阳暖肾，又引利水之品入肾利水；车前子、防己、续随子皆利水之佳品。五者相合，而奏温阳利水之效，是以一剂即肿消矣。药不在多而在精，倘审证求因，则浅显易懂，故诘问乃"笑而不语"也。

癃　闭

病案 1　肾阳虚衰

曾有一妇人患此（淋闭证），诸医遍用淋闭药者，无非滑利之剂，并无效验。忽遇一医生为诊，视云："左右手尺脉皆沉而微，其证乃阳虚小便难故也。"遂用附子、泽泻、灯心煎服，随通而愈。（《普济方》）

【解析】本案为明季一无名医生治愈一尿闭验案，《普济方》载是案称医者为"通淋医士"。一妇人病尿闭，诸医以通淋利尿之剂无效，恐《局方》八正散、《伤寒》五苓散之类药。偶逢某医，诊之曰："阳虚小便难故也。"因病者"左右手尺脉皆沉而微"，尺脉主肾脏之为病，其象沉而微，肾之阳气虚也，肾司二便，主膀胱之开合，《素问·灵兰秘典论》有"气化则能出矣"之论，肾阳虚，则气化无能，膀胱不开，是以小便癃闭也。治以附子、泽泻、灯心草三药煎服。附子辛热，温壮肾阳命火，为主药；泽泻甘寒，利尿通淋为辅药；灯心甘淡利尿，引药下行为使药。药虽简单，但主次分明，功专力宏，服后即小便通矣。医虽未留其名，然治癃闭证之效捷，却载入史册，经久不朽，令人仰慕。

病案2　肾阳虚弱，气滞血瘀

同乡蓝蕙群患癃闭，小便淋沥至不利，患病五日，痛苦莫可言状。时值必清卧病，遣子其章切其脉，尺部之候俱实。遂拟肉桂、茯苓、蔻仁、当归、川芎、升麻、桔梗，并加生姜两许。邻医王某持方问难，必清云："此易解，尺脉实，下焦水积而气闭，故以诸药或升或降，通调水道；至于用归芎，本生化汤之义，活血散瘀，以癃闭日久有瘀血之故；今用生姜，在助诸药化气。"兰亦以桂热、姜重不可服，议减量。王尽力说服，果然仅服两剂即愈。（《荥经县志》）

【解析】是为清之四川荥经县名医谭必清先生治一癃闭

证之验案。患者兰某病癃闭，小便不利，苦不堪言。谭先生据其脉证，认为是下焦水积气闭、夹瘀，气化不利所致，乃拟肉桂、茯苓、蔻仁、当归、川芎、升麻、桔梗，加生姜为治。癃闭证，病位虽在膀胱，但与三焦气化相关。《素问·灵兰秘典论》云："三焦者，决渎之官，水道出焉。"《难经》又云："三焦也，有原气之别焉，主持诸气。"故水湿下注膀胱，若气结、气闭、气虚、血瘀等皆可致三焦气化不利而水道不通，病发癃闭也。本案即属之一，以肉桂、生姜温（肾）阳化气；升麻、桔梗主升，以开提（肺）气机；茯苓健脾渗湿，通利小便主降；蔻仁芳香化湿，醒脾健运，助茯苓以利尿除湿也，芎、归活血行瘀，兼能条达肝气。诸药合和，俾三焦之气，上焦肺金、中焦脾土、下焦肾水三脏之气皆畅，故膀胱癃闭解也。至于病家提出"桂热、姜重不可服"之议，其只知癃闭湿聚下焦化热之理（恐虑桂姜之助热），而不晓癃闭与三焦气化有关之本质，《内经》云"膀胱者，州都之官，津液藏焉，气化则能出矣"，即是此义也。

尿　浊

病案　阴阳两虚，心肾不交

　　其族侄某，因患败精壅塞精管之证。前医投以清利之品，非但未愈，反致白浊淋沥不尽，更请他医后，或用温涩，或以清利，半年后益觉疲惫不堪，入夜则烦躁不安，屡现虚脱之象。春蓝接手后，分析前医所用方药，乃谓："原证之初，岂是清利小便能治愈？一味清利，是诛伐无辜。虽久经清利，败浊能随之渐散，但阴液亦不免大伤。况患者素体阳虚，当此之际，非阴阳交补不可。但阴药多腻，有碍阳气之敷布；而阳药多燥，有损阴液之复生。恐只有阴阳药同用，方能取效。"于是以人参、鹿茸补阳，以牡蛎、怀山药养阴，再以莲子心交通心肾。病人服方十剂，竟豁然而愈。（《简阳县续志》）

【解析】是为清朝四川简阳县名医杨春蓝先生治一男姓败精壅塞精管证之验案。杨先生，字玉田，简阳县东普安保人，自幼聪颖好学，文笔达炼，不图仕进，锐志于行医济世，受业于堂叔杨登政门下（其亦为简阳名医），尽得其传，医术大进，求诊者踵至，名震遐迩，享年八十四岁。患者患败精壅塞精管之证（恐为西医称之"前列腺炎"），因前医或清利之治，或温涩之治等反复施治，以致病不仅未愈，反致尿白浊淋沥不尽，身体益虚，疲惫不堪，入夜则烦躁不安，且屡现虚脱之象。于是延杨先生诊治，先生据证情及前医所施药治疗情况，认为患者素体阳虚，久施清利之品，而致阴液大伤；又服温涩之品，更碍阴液之复生，以致阴阳俱损，心肾不交，从而导致出现尿白浊淋沥不尽，疲惫不堪，入夜烦躁，甚至出现虚脱等症。杨氏则拟阴阳并补之法，益气温阳，养阴敛阴，媾通心肾。本"阳生阴长""养阳在滋阴之上"之理，药取参、茸以温补阳气，山药、牡蛎敛养阴气，用莲子心交通心肾，合之

以达气阴两补，心肾既济，阴平阳秘之效。连服十剂，病
豁然而愈。赵濂先生曾云："医贵乎精，学贵乎博，识贵乎
卓……法贵乎活，方贵乎纯，治贵乎巧，效贵乎捷。知乎
此，则医之能事矣。"（《医门补要》）杨春蓝先生，诚若是
言哉！

不　寐

病案 1　心肾不交

汪嵩如病，夜不能寐月余，秋深尚畏热，裸而扇。重
光诊之，（脉）虚大而数，按之豁然。曰：此得之盛怒而
恐，魂不归肝，气不归肾，因卫气常留于阳，则阳跷盛，
不得入于阴则阴虚，故目不瞑。真阳外越，脉不敛，故天
气虽寒而犹热，似阴盛格阳，然非真武、四逆证也。阴者，
阳之守；阳者，阴之卫；阴不守阳，孤阳飞越，寒之不寒，
是无水也。用从阴引阳之法，以八味地黄汤（熟地、山茱
萸、山药、茯苓、丹皮、泽泻、肉桂、附子）治之，果愈。
（《扬州府志》）

【解析】是案为清初扬州名医郑重光先生治一不寐证之
验案。郑先生，字在辛，晚号素圃老人、守一斋，原籍安
徽歙县人，后迁居仪征。发愤肆力于医，崇仲景之学，对
《伤寒论》方面之大家方有执、喻昌、程郊倩、张璐四家颇
为赞许，著有《伤寒条辨续注》《温疫论补注》《伤寒论证

◎ 内科病案

辨》等。本案汪某，患不寐，深秋之时且畏热，裸而扇。郑先生诊其脉浮大而数，重按无力，认为是肾气虚，阴不敛阳，投八味地黄汤，水中补火，心肾相济则神安热退。是案临床表现似阴盛格阳证，但脉象沉取则虚若无（豁然，空旷无物之意），乃表明阴精虚甚；脉浮大而数是虚阳上越，阴不敛阳所致。先生洞察后，舍证从脉为治，投八味地黄汤，从阴引阳，俾阴阳交泰，心肾媾通，而得睡寐。本案不失为舍证从脉论治之佳案。至于郑先生所云："此得之盛怒而恐，魂不归肝，气不归肾，因卫气常留于阳，则阳跷盛，不得入于阴则阴虚，故目不瞑。"之论，是在以脏腑辨证分析，肝肾不足，阴虚阳亢而致不寐之理。迄今辨证不寐已不用营卫之气行阴行阳而分析了。

病案 2　思虑伤脾

　　吴敦吉病，始独坐不见人，以痰治，渐昼卧，昏时起盥洗，夜分饭饮，谈笑如常，天曙则卧。重光诊之，以为思虑伤脾，须情志以胜之，当如华佗之治魏守，激其大怒，时以为戏言。未几，有人隔屏愤争，触其怒，披衣而起，大声辩论，即霍然。（《扬州府志》）

　　【解析】是案为清初名医郑重光先生治一昼卧夜醒证之治验。郑先生诊后，认为是思虑伤脾，致人阴阳寤寐相逆，以情治情法治之，取《素问·阴阳应象大论》"思伤脾""怒胜思"之法，令其怒而病愈。所言东汉名医华佗治魏太守之疾事，见于《三国志·华佗传》，其载云："一郡守病，佗以为其人盛怒则差（瘥），乃受其货而不加治，无何弃去，留书骂之……"即以怒激病者而使病退。可见以情治病尚矣，现此种治法当属心理医生的身心之治。

病案 3　热扰胸膈

岁癸巳（1893 年），在新疆，陶保廉因偶理旧书，心烦骨疼，惫甚。论者咸指为虚，主滋阴降火；明年益剧，入夜热气上冲，胸膈烦躁，四肢搐战。求梁特岩治，令吐其舌，决为实热，服苦寒多剂，闻者皆骇，而气冲搐战等事渐止，体中舒泰。（《舌鉴辨正》陶序）

【解析】是为清朝粤之名医梁特岩先生治热扰胸膈证之治验。梁先生为广东茂名人，世精于医，以察舌诊见长，著有《舌鉴辨正》一书行世。该案之治是先生缘事外出赴乌鲁木齐之事。陶病证，前医以滋阴泻火剂治之，未见好转，次年反加剧。梁先生为舌诊之专家，以舌象合临床表现，确诊系"实热证"，服苦寒清热泻火多剂，方见好转而适。胸膈烦躁，入夜热气上冲，四肢搐战，为实热内炽，热扰神明，心烦意乱，坐卧不宁；热盛动风，则手足搐动战栗，正合《素问·至真要大论》所云："诸热瞀瘛，皆属于火。"前医滋阴泻火之治，是对阴虚火旺证，以养阴为主，治虚火也；此案为实火，越滋补则火越旺，以至火旺生风矣。治唯一途，苦寒清泻实火也。其乃服苦寒多剂，谅系黄连解毒汤、凉膈散之类方药加减施用，其病方瘳矣。本案是陶先生为梁先生《舌鉴辨正》一书写序中叙己病治之事，以颂梁先生验舌辨证施治之高明，亦在强调舌诊的重要性。

郁　证

病案 1　肝郁气滞，精血虚涩

纪华山雅自负，数奇，更无子，邑邑不乐，渐至痞胀，四年，肌肉削尽，自分死矣。张诊而戏之曰："公那须药，一第便当霍然。"以当归六钱、韭菜子一两、香附（童便炒）八钱下之。纪有难色，不得已减其半，张曰："作二剂耶？"即服，夜忽梦遗，举家恸哭。张拍案曰："吾正欲其通耳。"仍以前半剂进，胸膈间若勇士猛力一拥，解黑粪数升，寻啜粥二碗；再明日，巾栉起见客矣，逾年生一子。（《医学广笔记》）

【解析】此案系明季苏州名医张涟水先生治一郁证验案。张先生名康忠，姑苏人，精岐黄术，治病多奇效，颇有盛名。本案纪某性自负，终日邑邑不快，久而肝郁病生。木伐中土，气机闭郁，食少纳呆，故脘腹痞胀，肌肉削瘦，苦不欲生矣。张先生诊后，以戏言令其有生活之希望，继书当归、韭子、香附三药，病者因惧其药量，乃减半服之。服之是夜出现梦遗，家人以为肾虚精脱欲亡之兆，则全家恸哭。先生拍案而起，怒曰："吾正欲其通耳。"嘱之前半剂再进，服后解黑便数升，且寻粥吃。何也？此肝郁为病，忧郁生悲，病人已没有生活欲望，先生诊后，一要唤起病人生活欲望，故戏言"一第（药）便当霍然"。二则以药治，疏肝解郁，活血养血，俾肝脏气血和而条达疏泄。当归甘苦温，入肝心脾经，有补血活血、润肠通便之功；韭子辛甘温，入肝肾脾经，有暖肾助阳、补肝固精之能；香附辛平，入肝胃经，有疏肝理气、调经止痛之功，为气中之血药，朱丹溪谓："香附须用童子小便浸过，能总解诸郁，凡血气必用之药。"三者合之，使肝郁得疏，肝血得养，辛通阳气，肝肾得补。内之素积宿便随气血流畅，一泄了之，浊气降，清气升，故胃气开而欲食矣。神清气爽，则欲见客。肝肾乙癸同源，精血充，阳气旺，逾年得子矣。为何是药始服后而梦遗？药以辛通解郁为主，童便能媾通心肾，肾精之郁得辛通，而遗也，此遗精非肾虚之精不固也，况韭子还有补肾固精之力，焉能为虚，是瘀郁却，而生新也。真不愧名医高手之治验哉！

病案 2　肝气郁结

　　青龙桥王某，患病喜独居暗室，不近灯火，偶出则病愈盛，遍延名医，皆不能治，乃延建昂诊。诊毕，并不处方，索取王所作文章，乱其句读，朗声而诵。王叱问为谁声？李则声益高，王忿然夺其文曰："客非此道中人，不解句读，何其狂妄？"因就灯而坐，顿忘畏明之习。此时建昂再与一方，一服竟愈。或问其故，建昂答曰："此病郁也，得怒则郁解，故有此为。"（《重修大足县志》）

　　【解析】是为清代大足县名医李建昂先生之治一郁证验案。李先生，字竹轩，四川大足县大堡场人，因家贫而弃儒学医，学业有成，医技精湛，声名远播。本案病者因郁而病喜暗恶明，先生据证以情治情，中医认为五脏藏五志、心喜、肝怒、脾思、肺忧、肾恐。情志不遂则肝郁气结，王某郁闷独居，喜暗厌灯光，即肝郁气结，思忧盛也。何以除之？医乃索其文章乱读，以激怒病者，令肝气疏泄，则思忧顿消，喜暗恶明亦失矣。再与一方药，亦不过疏肝理气，宁心和胃之剂而已。此案正是《素问·阴阳应象大论》中的"思伤脾，怒胜思"和《素问·举痛论》中的"怒则气上""思则气结"所论之情志致病而施以情治情之运用。李先生诚不失为一位乡村全科医生之典范。

病案3 肝郁伤脾

一室女患郁症，形消骨立，鉴嘱女结伴锄菜园蔓草，日刈草二背。女初不耐，久习为常。如是百日，更投以药饵，体渐强壮，面生华泽。（《南充县志》）

【解析】 此为清之南充县名医肖文鉴先生治一郁证验案。肖先生四川南充县大通场人，幼习儒，因童试不举，而改习医，穷经博览，技艺日精，其崇古而不泥，颇多创意，医名远播。是案其以劳动锻炼调治，嘱其结伴菜园锄草，并有刈草二背之要求，该女病郁，劳动中结伴必然交谈，而郁闷乃渐消，劳而耗力则四肢健，肌肉充，饮食增也。如此百日，定会体健神舒，后再进调达肝脾之药饵，必然面生华泽，体渐强壮矣。封建社会，大家闺秀之女，患郁证者，屡见不鲜，肖先生以劳动治之，于时可谓独创，至今仍有指导意义，所谓"劳动令人体健神舒"。

脏　躁

病案1　肝郁津伤

有一妇，得一奇证，朝夕哭泣不能自制，医者识之甚少。春蓝云："此属肝肺脏躁。《内经》云：肺之声为哭，肝之液为泣。二脏既躁，则变为哭泣之证。"用酸甘化阴之法，一剂而愈。(《简阳县续志》)

【解析】此系简阳县名医杨春兰先生治一妇人脏躁证之验案。妇人脏躁证，现代医学谓之"神经官能症"。仲景《金匮要略·妇人杂病脉证并治》中已有论述，其曰："妇人脏躁，喜悲伤欲哭，象如神灵所作，数欠伸，甘麦大枣汤主之。"杨先生对本案从肝肺二脏之声液言之为论，实是情志之病。肝藏血，血舍魂，肺藏气，气舍魄。情志失遂，气血被耗，令人气阴两伤，出现情志异常之变，哭泣不能自制，气阴不足之故也，故杨先生提出用酸甘化阴之法施治。酸甘化阴之法，即以酸味之药，养血养肝阴以令魂宁，如芍药、酸枣仁、五味子之类；甘味之药，以补脾益气，培土生金，化源充足，而使心神得养，魂魄安藏，若参、芪、茯苓、甘草、大枣之类。仲景师以甘麦大枣汤主之，即是甘温补气、培土生金、益肝宁心、安定神魂之剂。一剂治愈，诚可谓善治者也。

病例 2　思虑伤脾

有一人病晕，欠伸，手不能下，傻命立市中，佯欲去其裤，其人仓惶无措，急固执其裤，手遽下复常。（《泸县志》）

【解析】此为清四川泸县名医张傻治一癔病，手不能下病案。张先生，又名全贵，号保安，四川巴县人，其博览群书，以医为业，性刚直豪爽，颇有医名。该案病晕，手不能下（垂）。先生审视观察，则以意调治之，即令病人站立大街上，假欲去其裤，当众病人有羞耻之畏，故急用手护其下衣，如此其手乃遂下垂矣，实非手不能下垂。病人思虑太过，伤及心脾而致头晕，手不能下，先生以恐怒之志治之，即《素问·阴阳应象大论》的"思伤脾，怒胜思""喜伤心，恐胜喜"的以情治情之法。西医所谓神经官能症之癔病即有类此者，足见心理医生治法中医早以广为应用矣。

失　语

病例　抑郁伤肝

布政司王用霖，偶患不语，诸医皆曰："中风。"岱诊之曰："非也。"乃令一人，伪报已擢尚书，加宫保，因大笑而语。众问其故，曰："恚怒伤肝，惟有喜可胜之。怒非药

物所能疗也。"(《济南府志》)

【解析】此系清朝济南名医刘正岱先生治一失语之验案。刘先生，字泰瞻，山东历城县人，少孤好学，因母病久，而锐志于医，并医母病而痊。问疾求诊者，终日门前踵至，名噪于世，享年七十六。本案王某乃一官宦者，偶然病失语，刘先生诊后，以情治之而愈，即以激发病者之心志，令其喜悦而语出之。先生释其治法曰："恚怒伤肝，惟喜可胜。"王某为官，屡不得志，忧郁久之，所谓"敢怒而不敢言"，忧闷在在胸中，终日寡言少语，以至失语不言。刘先生洞察之，故以伪报其升官，令其惊喜，大笑而语焉，即《素问·阴阳应象大论》"忧伤肺，喜胜忧"以情治病之理。是案现代医学称之为"神经官能症"。

狂　证

病例1　思虑太过，心脾两伤

妇科（医）郑青山因治病不顺，沉思彻夜，兼受他医讽言，心甚怀愤，天明，病者霍然，愤喜交集。病家设酌酬之，而讽者已遁，愤无从泄，忽然大叫发狂。同道治之罔效，一日，同科王道来往候，索已服未服等方视之，一并毁弃曰："此神不守舍之虚证，岂豁痰理气清火药所克效哉？"遂令觅上好人参二两，一味煎汤服之，顿安，三啜而病如失，更与归脾汤（人参、黄芪、白术、当归、茯神、远志、酸枣仁、木香、桂圆肉、炙甘草、生姜）调理而愈。
（《张氏医通》）

【解析】本案系明末清初名医王道来先生治一发狂验案，王先生籍贯身事不详。患者为妇科医生，因予人治病不顺，而受他医讽言，愤而发病如狂，同道治之罔效，后得同科王先生诊治，其认为系气虚，神不守舍所致，非痰火内扰发狂者。前医用豁痰理气、清热泻火药误治也，何也？病家郑某为人治病，费心劳神，思伤脾也；然受他医之讽，则肝郁不舒，肝木伐脾，更令脾虚，脾虚化源不充，神魂失养，神不内守，外越则发狂也。故治当益气养心，补脾安神，先以独参汤大补元气，强心定志，继以归脾汤补益心脾，气血双补。气充血足，神魂得养，其病乃安。狂证多从痰、从火论治，以为实证较多，而从虚证认识，以补益心脾为治，颇为罕见。本案被清初名医大家张璐先生收入其《张氏医通》一书中，足见其醒世矣，亦彰显王道来先生医术超人也。

病例2　过喜伤心

有举子举于乡，喜极发狂，笑不止。求体庵诊之，惊曰："疾不可为矣，不以旬数矣！子宜急归，迟恐不及也。若道过镇江，必更求何氏诊之。"遂以一书寄何。其人至镇江而疾已愈，以书致何，何以书示其人，曰："某公喜极而狂，喜则心窍开张而不可复合，非药石之所能治也，故动以危苦之心，惧之以死，令其忧愁抑郁，则心窍闭，至镇江当已愈矣。"（《梅花草堂笔记》）

【解析】本案为明代江苏高邮名医袁班先生治一因喜

作狂之验案。袁先生，字体庵，高邮人，矢志岐黄，闭户十年，医书无所不览，脉理颇精，有江北名医之称，著有《证治心传》。是案一举子中举而"喜极发狂，笑不止"。袁先生以情治情，以恐吓之法，语之："疾不可治，不以旬数矣！"令之速归，并嘱其于镇江处求何氏医家再诊。至何先生处，病者已愈，方说明治病之原委。此正是《内经》中五脏藏五志，五志互相生克之运用。心志喜，肾志恐，《素问·阴阳应象大论》云："喜伤心，恐胜喜。"病者喜极，神明失守，而笑不休，即为《素问·举痛论》所云"喜则气缓"。袁氏以死亡恐吓之，令其惧死而忧愁，即"恐则气下"（《素问·举痛论》），从而心气收，神明内守而病瘳也。何医，据何时希先生考证，为明代镇江名医何继充先生。

头　痛

病例1　胸膈蕴热上扰

叶履岑乐休者患头痛，体弱痛久，百药无灵。自达诊之，曰："脉微数，实火也。误以质弱，早投补剂，故留而不去耳。"急进凉膈散，一服而瘳。（《九江府志》）

【解析】是为明末清初赣之九江名医华自达先生治一头痛验案。头痛一证，病因病机颇为复杂，有外感头痛、内伤头痛、外伤头痛之分。外感又有风寒头痛、风热头痛、风湿头痛之别，内伤则有肝阳头痛、痰浊头痛、气虚头痛、血虚头痛、肾虚头痛、血瘀头痛之异，外伤而有新久头痛之殊。就本案而言"百药无灵"，前医因"体弱病久"，多按内伤虚损头痛而治，施以补剂。"气有余便是火"，补剂反助邪气，"闭门留寇"，头痛愈甚矣。病系虚人外感头痛，宜扶正解表，但误治，而致体内蕴热上扰为患。朱丹溪先生曾云："痛甚者火多。"华氏据证，施以《太平惠民和剂局方》凉膈散（大黄、芒硝、连翘、栀子、黄芩、薄荷、竹叶、炙甘草，一方有石膏），上以芩、栀、翘、薄等清热散火，下以硝、黄釜底抽薪，荡涤胃肠内热，又以竹叶分消导热邪于小便而出，炙甘草为佐，以防苦寒伐胃之弊，是以一剂而病瘳。可谓妙手上工也。

病案 2　肾虚寒侵

龚首骧夫人，病头风已数年矣。每发时痛欲死，骨骼间格格有声，已坏一目，而痛不止，今发愈甚。延予诊之，予曰："是不难，一剂可愈也。"定一方用酥炙龟板二钱，麻黄一钱，藁本一钱，甘草五分。后更为定一方，用何首乌、薏苡仁、牛膝，令服二剂而愈。（《广阳杂记》）

【解析】是为清之顺天府名医刘献廷先生治一头风证之验案。患者头风痛多年，发作则痛不欲生，伴骨节作响，已痛至一目受损。刘先生诊视后，以颇为简单的两个小方剂治愈。今于药方析之。该龚夫人之头风证，属于肾阴虚受寒而头痛者。龟板咸甘平，入心肝肾经，有滋阴潜阳、补肾固经之功。朱丹溪云："补阴，主阴血不足，去瘀血……续筋骨。"麻黄辛苦温，为解表发汗、散风祛寒之良药；藁本辛温，入膀胱经，能发表散寒，祛湿止痛，尤长于治颠顶头痛，三药为伍，上逐风寒之邪，下滋肾阴（血）之不足，阴血得补，寒邪得散，气血流畅则头痛止。甘草调和诸药，生者并除心中之虚烦。后服另一方，乃为继服补益下元肾肝、除湿健脾活血利关节之剂。何首乌甘苦微温，入肝肾经，有补肾、益精血之能；牛膝苦酸平，入肝肾经，有补肝肾、活血祛瘀、引药下行之功；薏苡仁甘淡平，能健脾渗湿，除痹止痛。三药合之而奏补肝肾、益精血、强筋骨、除湿痹、活血止痛之效。是以前后两方，药虽不多，但功专力宏，扶正祛邪，诚为善治之良医也。

病例3　痰食内结，蕴热上扰

有谢训导病头疼，发热恶寒，初作外感治，或以风治，见热则退热，痛则止疼；或又以气虚治。由是病转剧，人事不省，饮食已绝，家人意其必死。谢曰："吾病惟盛文纪不曾视脉。"命其子延至，盛乃诊视，曰："君几误死，法当先去其滞。"遂用二陈汤加大黄六七钱。令守者曰："急煎俾服。至夜分，左眼若动，肝气乃舒，大泄则有可生之机矣。"至夜半时，觉腹中有声，左眼果开，遗秽物斗许，中有物坚硬如卵之状，以竹刀剖视之，即痰裹面食也。既而气舒结散，津液流通，即索食矣。众医问故？盛曰："谢君北人也，久居于吴，饮酒食面，皆能助湿，湿能伤脾，脾土一亏，百病交作。有是病，服是药，更何疑焉？"众医咸服。（《续医说》）

【解析】是为明朝吴中名医盛文纪治一痰食内积致头痛验案。盛先生，苏吴名医，里贯未详。本案谢某病头痛，发热恶寒，经多方治疗未果，反致病情笃重，"人事不省，饮食已绝"。延盛先生诊视，以二陈汤加大黄投之，则病转危为安。何也？二陈汤由半夏、陈皮、茯苓、炙甘草组成，为燥湿化痰、理气和中之剂，为治痰湿之名方；大黄苦寒，有清热泻下，破瘀通腑之能，有"抢关夺隘将军"之名，合用之有涤荡腹中胃肠痰食积滞之功。盛先生认为前医之治，或疏散解表，或补气扶中，皆未识病之本质。患者病以痰食内结为主，内积滞不除，治外则无功，补益更助邪，致积滞化热，热扰神明，则人事不省，饮食不进。实质为一表里相兼之证，误治而成一坏病，为痰食内结，积热不解。盛氏因之取二陈汤加大黄六七钱，泄热通腑，燥湿祛痰，俾胃肠之痰食积热从大便解之。何以病痰食内积？其认为病者北人，久居南地，酒食伤脾所致，正所谓"饮食自倍，脾胃乃伤"，脾胃受损，不仅外湿困脾，痰湿内生又致脾虚，痰食内滞岂不生焉！"左眼若动，肝气乃舒"之言。系指肝藏血，其气行于左；肝开窍于目，肝气舒则左眼先动也。先生诚不愧为吴中名医也。

病案 4　寒痰阻窍

　　张文毅公之治军新安，因痰滞逆上，冲头作痛甚剧。休医醵至，治投养血疏风，至颈硬喉梗，牙紧肢冷，痰声辘辘起。始迎能谦，能谦至，辞勿任，坚挽之，徐思厥逆极，寒痰固结将闭矣。痰药忌再投，以附、桂大剂，抉齿强灌之受，再进以《金鉴》桐油栈法，寒痰多呕出，病机乃转。然后以半夏、白芥子逐其痰，以麝香、牙皂通其窍，以升麻、姜、桂达其阳，遂下胶痰斗余而向愈。能谦乃叹曰："养血之品多生痰，疏风之药损阳气。治病必识病，丹溪成法，未可泥也。"（《李能谦传》）

【解析】此为清皖黟名医李能谦先生之治寒痰阻窍头痛验案。休医，指皖之休宁地区医家。病者头痛，系寒痰阻滞，清阳不升，脉络不通所致。因误服"养血疏风"之剂，而致寒痰上壅，窍闭风动，出现"颈硬喉梗，牙紧肢冷，痰声辘辘"。李氏洞察病机，审慎斟酌，乃急投回阳救逆附、桂之大剂，抉齿强灌，再用桐油栈法吐之，令寒痰涌出，阳气内升，救命于水火也。可谓胆识过人，棋高一着！继以半夏、白芥子蠲饮逐痰，麝香、牙皂开窍醒神，升麻、姜、桂温脾胃，升清阳，扶正而向愈。李氏所云："养血之品多生痰，疏风之药损阳气。"诚有得之卓见。痰由湿而炼成，养血之品多滋腻而助湿生痰也；疏风之药主辛散开泄、汗出，则易伤阳气也。桐油栈法：治喉下积痰壅塞及一切喉风。桐油四匙，温水半碗，同桐油搅匀，用硬鸡翎蘸油深入喉内捻之，连探四五次，令痰壅出，再探再吐，以人醒声高为度。

◎内科病案

身　痛

病案　血脉瘀滞

人遍体身作痛，殆不可忍。都下医或云中风，或云中湿，或云脚气，药悉不效。周言是血气凝滞所致。用延胡索、当归、桂心等分为末，温酒服三四钱，随量频进，以止为度，遂痛止。（《泊宅编》）

【解析】此为明代名医周言亨先生治一身痛验案。周先生里贯不详，该患者身痛日久，殆不可忍。众医纷纭，多方施治罔效。周先生认为是"血气凝滞"，施延胡索、当归、桂心三药为末，以酒为引，酌量频进而获效。《素问·举痛论》云："经脉流行不息，环周不休。寒气入经而稽迟，泣而不行，客于脉外则血少，客于脉中则气不通，故卒而痛。"后世医家则简言曰："不通则痛，通则不痛。"即血脉不通而病痛生也。痛病旷日持久，亦会导致血脉不畅，瘀滞痛甚，后世医家如叶桂、林佩琴均提出"久痛入络"之说。故其后王清任先生制身痛逐瘀汤（秦艽、川芎、桃仁、红花、没药、五灵脂、香附、牛膝、地龙、当归、羌活、甘草），以之活血祛瘀，通络止痛。本案周先生三药为伍，用延胡索、当归活血通络，桂心（枝）温通而止痛，温酒助药力以辛通活血也。是可见周先生早已对痛证研究至深矣。

腿　痛

病案　寒湿侵袭，血脉不通

上海乔时敏患寒疾，毒留两胫，痛如锥，法当截足。时荣作大剂炊热，盛布袋囊中，纳足于内，冷则易之，五

日起行如常矣。(《松江府志》)

【解析】本案为明松江华亭名医陈时荣先生以外治药敷疗胫痛之医案。陈先生，字颐春，松江华亭人，精于医，活人无算，德艺双馨，年八十四卒，著有《病机提要》《三难一览》等书。患者两小腿发凉，痛如锥刺，"法当截足"。恐其足冷若冰，血脉涩滞，痛不欲生，似乎"脱疽证"。陈先生治以外敷法，虽未言取用何药，但言以"大剂炊热，盛布囊中，纳足于内，冷则易之"，可见是热敷法，当然必用温经散寒、活血通络之类药，如桂枝、羌活、独活、附子、细辛、艾叶、牛膝、当归、川芎、红花、乳香、没药、赤芍等。以辛热温通，散寒止痛，活血通经，连续敷治五日后，即"起行如常"。可见陈氏临证经验颇丰，精通内外之治，诚良医也。

肢麻、颤抖

病案1　寒凝血涩

某壮夫患手足麻木，经医久治不愈。梁审证求因，诊为血脉不通，仅以细辛一味治之，立愈。(《重修彭山县志》)

【解析】是为清代彭山县名医梁某治一手足麻木证之验案。梁先生，名不详，四川彭山县人，治病有妙方，其效颇捷，享有盛誉，人称之曰"三元子"。本案治一壮夫手足麻木，仅以细辛一药而愈。《素问·逆调论》云："荣气虚则不仁，卫气虚则不用。"后世又俗谓："血虚则麻，气虚则木。"是指气血瘀滞不通为病也。气血之间，气为血之帅，气行则血行，气滞则血凝。今病者手足麻木，梁先生认为"血脉不通"，即气滞血涩不畅通也。手足四末为诸阳之会，该夫还有手足欠温，怕凉现象，故梁先生以细辛投用。细辛辛温，有辛通散寒止痛之功，尤能散手足少阴经之寒。仲景《伤寒论》有麻黄附子细辛汤治少阴病，又有当归四逆汤（当归、桂枝、细辛、赤芍、通草、炙甘草、大枣）治手足厥寒，脉细微欲绝者，二方悉以细辛为伍也。亦正合《神农本草经》所论"治百节拘挛，风湿痹痛死肌"和《名医别录》所言"治汗不出，血不行"，是以梁先生仅此一药治之而愈。诚不愧为良医，用药之高手！

病案 2　血不养筋，虚风内动

有一人因常饮酒，患手颤。他医认为是湿热。陈诊后，谓："此乃血之不足也。"令以当归、附片煮羊肉为食，遂愈。（《重修彭山县志》）

【解析】此为清彭山县名医陈禄寿先生治手颤证验案。陈先生为四川彭山县人，以医为业，自设药店名"陈禄寿堂"，享有盛誉。该案手颤证，他医以为湿热所致。因其嗜酒，酒虽有辛热温通、升阳发散、祛寒胜湿之长，但李时珍《本草纲目》又云"过饮败胃伤胆"，而致湿热内蕴，所谓"物极必反""过犹不及"。《内经》有"湿热不攘，大筋软短，小筋弛长，软短为拘，弛长为痿"之论，故而他医诊为湿热。然陈先生诊后，谓"乃血之不足"所致，大相径庭，何也？系酒之辛热，耗气伤津，津血同源，李时珍《本草纲目》还有言："烧酒，纯阳毒物也……热能燥金耗血。"嗜酒者，不仅会有湿热之害，亦会有伤津耗血之患。血不养筋，虚风内动，手颤病生焉。本案治以当归、附片煮羊肉为食，当归辛甘苦温，补血活血之圣药；附片辛热，不仅善回阳救逆，亦善除湿止痛；羊肉甘温，《名医别录》云其能"补中益气"，李东垣先生云："羊肉补形……补血虚。"是以三者合之补阴血，温阳气，祛湿浊，而筋脉得温养，故风息手颤愈也。知常达变，方为高手。是案之治堪称药膳之妙用，陈先生名医盛誉不虚焉！

疟　疾

病案　痰湿困脾，阳气被遏

徽郡守何家骢，患三阴疟疾，以素嗜鱼腥海味，致邪深入。诊以脉寸关细，尺微而滑，是病邪深伏，内有顽痰，徒补无益。以温通兼桃枝、柳枝为煎方，以草果、白蔻二味为丸方，以白胡椒、雄黄精、生半夏末为丸，合以葱姜末汁为纳脐之方，封以红布膏，三法并用而疾始退。(《李能谦传》)

【解析】是案为清皖黟名医李能谦先生治一脾疟之验案。三阴疟疾，脾属三阴，即脾疟也。《素问·刺疟论》

云："脾疟者，令人寒，腹中痛，热则肠中鸣，鸣已经汗出，刺足太阴。"疟疾是发生于夏秋之季，由疟邪入侵而杂瘴气或风寒暑湿之气所致之病证，以寒战、壮热、汗出热退，休作有时为主要临床特征。然本案因其素嗜海鲜，肥甘厚味，而致痰湿内盛，疟邪与痰湿相合，邪盛正虚，阻遏阳气，出现脉寸关细，尺微而滑，但寒不热，成为脾疟。治宜温通阳气，除痰截疟。桃枝、柳枝煎水服药，二者为苦寒除湿通利之品，《本草纲目》云："桃枝避疫疠，疗黄疸……柳枝治黄疸、白浊。"草果、白蔻苦辛温燥，有芳香化湿，截疟之能，《本草纲目》谓："草果治瘴疠寒疟，痰饮积聚……白蔻除疟疾寒热。"胡椒、雄黄、半夏苦辛温热，有温阳助火，消痰截疟之功，《本草纲目》云："雄黄治疟疾寒热，伏暑泄痢……胡椒暖肠胃，除寒湿……半夏能主痰饮。"诸药合和内服之，标本兼治，共奏温通阳气、消痰截疟之效。又外治以葱姜末汁敷脐，封之以红布膏（以利葱姜辛通内传），更以其辛通温散逐阴霾之寒湿痰阻，助阳气，扶正祛邪也。内服外治并施，则俾内伏之疟邪顽痰溃遁矣。

急　救

病例 1　营卫不和

　　邑西有老妇病伤寒，误服药，其子泣求之。升往视，见仅余一息，抚胸微温，诊脉微而浮。问："病已几日矣？"答："已六日。"升思之，认为妇头痛已六日，乃太阳病，七日以上当愈，"以行其经尽故也"，与以桂枝汤（桂枝、芍药、炙甘草、生姜、大枣），撬齿进一匙，继进以热粥。顷刻肌肤微润，渐有生机。复以前药再服，又用粥以助药力，邪从汗解，其病遂瘥。（《南充县志》）

【解析】是案系清之南充名医程履升先生治一伤寒（感冒）误治之坏病验案。本案妇人病伤寒，误药致病重，仅存一息，但胸仍微温，脉微而浮。程先生认为，病虽重，但仍属太阳经病。《伤寒论》云："太阳病，头痛至七日以上自愈者，以行其经尽故也。"即谓太阳病，伤寒一日至六日，传三阳三阴经尽，至七日当愈。然而其体已弱，当服桂枝汤，调和营卫，扶正祛邪之，按桂枝汤服法，服一匙后，肤润而见生机，继之又进，汗出邪去而正复。此用经方之妙也，此案颇为罕见，程先生不愧为仲景之传人。

病案 2　阴盛格阳

杨进楷妻潘氏，年六十余，患时疫，医者投以清解之剂，转益壮热谵语，目赤齿黑，以大承气汤下之不动。延进蕃诊，审视后曰："此乃积寒生热，郁久不发，非用从治法，万难听退。"乃进大剂参附汤，佐以肉桂，引火归元，继以芩连等治之，一剂而知，再剂而已。（《合州志·方技》）

【解析】本案系清朝四川合州名医杨进蕃先生治一时疫阴盛格阳证之治验。杨先生，字笠台，晚年改字渔侪，原籍湖南靖州绥宁县，其祖后迁徙入蜀，居合州东双凤坊。其先儒后医，熟读经典，岐黄术甚精，名噪四乡，终日求诊者踵门，著有《医学探骊》两卷行世。是案为一老妪患时疫，前医投清解之剂病未解，反转壮热谵语，目赤齿黑，服大承气汤不下。杨先生诊之，谓之"积寒生热"证，服从治法，进大剂参附、佐肉桂，继服芩连等治之，乃生效而愈。何也？一般而论，患时疫者，多为热毒实证，故以清热解毒剂施治。然本案非也，投清解则转病剧，出现似阳明腑实证，"壮热谵语，目赤齿黑"，故投大承气汤，但亦无效，此实系假阳明腑实证。该老妪之染时疫，乃年高体弱，非为阳证，乃为阴证，医始投清解之剂，则寒凉入内，犹雪上加霜，阴盛之极则格阳于外，故而"壮热谵语，目赤齿黑"，再投苦寒攻下，岂不危殆？杨先生视证情，则力挽狂澜，以"热因热用"从治法，以防格拒，并以回阳救逆，引火归元，然后以芩连清解疫毒之余邪而病瘳。是案之治，警示后人，临证施治既要治病之邪，又要治病之人，正邪双方要辨识虚实利弊，不可猛浪，戒之，慎之！

病案3　阴盛格阳

　　杨登政之子发廷，客居华阳，感重疾卧床不起，请名医张汉槎医治两旬，反加剧。家人甚急，乃送发廷星夜兼程赶回简阳，请杨春蓝诊治。春蓝索张医处方，看毕，沉思片刻，乃谓："此格阳证，外现阳极，内极阴盛，何可用芩连之属以抑阳助阴？"于是书桂附等品为方，一剂大效，数剂之后，病已若失。(《简阳县续志》)

【解析】本案系清代四川简阳名医杨春蓝先生治一阴盛格阳证之验案。是案前医张汉槎者，乃川中名医，以芩连苦寒之法伤阳，实属智者千虑之一失也。杨先生据证并参阅前医之治，方断定为阴盛格阳证。格阳为外见假热证，如面赤颧浮红、口渴、脉浮大等；实内有真寒证，其口渴，或不欲多饮，或喜饮温水；脉浮大沉取重按则无力。以形倦怠、气冷息微、语声无力、精神萎顿、身热反欲衣被、小便清白、大便自利、舌暗淡、苔灰黑而润为真。故其治当回阳救逆，以桂附、参附、四逆辈施治当为正治。杨先生即投桂附等品为方，温阳补火，扶阳抑阴，引火归元而春回大地，其病乃瘳。先生不可不谓辨证之高手也。

病案 4　热入心包

普安场王某，因病暴厥神昏，脉伏而若无，诸医视后，皆言不可救药。及至春蓝洞察形色之后，谓："此尚可活，不过温毒之邪已入心包络中，心主神，主脉，今为邪蒙蔽，故现此证，非已命绝。"急以牛黄解毒（当为清心丸）灌服。俄顷，病人复苏；再服一丸，便神清脉出，如同常人。（《简阳县续志》）

【解析】是为清之四川简阳名医杨春蓝先生治一热入心包证之验案。清代温病大家叶天士先生《温热论》有言："温邪上受，首先犯肺，逆传心包。"是案王某，"病暴厥神昏，脉伏而若无"，即属热邪逆传心包之候。前医束手，是不识此证之故。热入心包，窍闭神昏，急当辛凉开窍，清热解毒。杨先生洞察形色，而识此证，故谓"此尚可活""非已命绝"。投牛黄解毒丸，恐为牛黄清心丸之误（即万氏牛黄清心丸，由牛黄、黄连、黄芩、山栀、郁金、朱砂组成）。以牛黄苦寒，清心解毒，内透包络；芩、连、山栀苦寒，清热泻火，解毒清心；郁金辛寒，理气凉血开窍，朱砂重镇宁心安神，合之而共奏透邪清热，开窍安神之效。正若名医王晋三先生所云："温邪内陷心包络神昏者，惟万氏此方为妙。"投之确有桴鼓之效。不失为名医良药之治也。

病案5　内实夹虚

有老孝廉，年逾古稀，抱危证。医家谓风烛之年，不堪削伐，以补元气为先，然服参附等剂，全不见效，病益重。时泰曰："法宜下而补之，何益也？"乃解内热而泻之，逾月遂愈。人问其故，曰："平时调养，当问其人强弱。有病则不然，有极衰之人，不得不泻者，若执成见，误人多矣。"（《南海县志》）

【解析】本案为清代广东南海县名医傅时泰先生治一虚人内实证之验案。傅先生，南海大桐人，少业儒，童试屡绌，而志于医，潜心岐黄，多有妙会，颇有盛名。是案因年老患病危重。前医虑其体弱，而以补为先为主施治，无益反病剧。延傅先生诊之，认为"法宜下而补之"，误治之故。遂施下法，清热泻下而愈。人问其故，傅先生释之曰："平时调养，当问其人强弱。有病则不然，有极衰之人，不得不泻者，若执成见，误人多矣。"是谓人之体弱，无病之时可以适当调补，但有病之时，不能执此之见，仍用补药，要依病情之虚实用药，该下则下，该补则补，否则将贻误病人，此案即是明证。然而虚人患实证，仲景《伤寒论·少阴篇》有急下存阴之治，如云："少阴病，得之二三日，口燥咽干者，急下之，宜大承气汤；少阴病，自利清水，色纯青，心下必痛，口干燥者，可下之，宜大承气汤；少阴病，六七日，腹胀不大便者，急下之，宜大承气汤。"后世依病人虚实相兼情况，又倡言攻补兼施，即攻下实邪而不伤正，扶正而不碍祛邪。如明·陶华先生《伤寒六书》制黄龙汤（大黄、枳实、厚朴、芒硝、当归、人参、甘草、桔梗、生姜、大枣）治里热实证而气血虚弱者；清·吴瑭先生《温病条辨》又制新加黄龙汤（大黄、芒硝、麦冬、生地、人参、当归、元参、海参、甘草）治里热实证，而气阴两虚者。总之，虚人病实证，要祛邪为主，据体虚之气、血、阴、阳不同，而酌定扶正，切不可以扶正为主，邪退方能正安。本案虽未载方药，但是其治则颇有警示意义。

病案6　阳证似阴

　　万历丁未（1607 年）三月间，予寓京师，备官太仓库差。忽一日，吏部同乡刘蒲亭驰报曰，病剧求救。予就其寓，吏部同僚诸公环守之，以备后事，谵语捻衣，不寐者已七八日。御医院吴思泉，名医也，偕医数人治之。予诊其脉，止关脉洪大，其余皆伏，乃书方竹叶石膏汤（竹叶、石膏、人参、麦冬、半夏、甘草、粳米），诸公皆惊曰："吴等已煎附子理中汤（附子、人参、白术、干姜、炙草），何冰炭如是？"予诘之，吴曰："阳证阴脉，故用附子。"予曰："两关洪大，此阳证也，其余经为火伏，非阴脉也。"吴厉声相争，予亦动色自任，诸公从之。一剂，甫时即止谵语，就寐片时。予视其脉，已洪者平，伏者起，诸公相视曰："此真张仲景也。"又用辛凉药调理痊愈。(《温热暑疫全书》)

【解析】此为明代名医张凤逵先生治一阳证似阴之验案。张先生是以官兼医者，在职中同僚刘某病重求治。其据证凭脉，书方为《伤寒论》竹叶石膏汤，则与御医吴某之书附子理中汤，大相径庭，冰炭两极。于是，张、吴二人对此发生争执。吴医认为"阳证阴脉，故用附子"，张先生认为"两关(脉)洪大，此阳证也，其余经(指寸尺之脉)为火所伏，非阴脉也"。同僚诸公从张先生之见，而投竹叶石膏汤见效。是案论治之争，实是真假寒热证之辨。吴御医认为病者"谵语捻衣，不寐者已七八日"和其脉"止关脉洪大，其余皆伏(即寸、尺脉)"是假热，脉是真寒，而舍证从脉论治，用附子理中汤方。张先生认为证与关脉洪大为真热，寸尺脉伏是假寒，因火热所遏之故，必从实热论治，用竹叶石膏汤方。附子理中汤，是温补脾肾之阳剂，竹叶石膏汤是清热生津，益气和胃剂，对于热盛，气阴两伤者颇佳。本案为实热阳证，病数日出现阳盛扰神，故而谵语；热盛耗气，气虚神浮而捻衣。关脉洪大，是指中焦阳明气分热盛，然寸、尺之脉沉伏，一可为热盛所遏；二可为阳明热盛气阴两伤所致。可见张先生医学造诣甚渊，有胆有识，诚不愧同僚所赞"真张仲景也"。

病案 7　假寒真热

李溪李悠，久病体羸神弱，服桂、附者年余矣。延至诊脉，脉复微细，正在沉吟晤对间，忽闻其口臭，乃悟为伏热也，重用黄连而愈。（《广州府志》）

【解析】此系清代粤之岭南名医崔必钰先生治一久服桂附致伏热内蕴，阳证似阴之验案。崔先生，字山泉，广东番禺员岗人。少从儒，屡试举不第，乃弃而为医，穷经达理，广览众家，并勤于临证，效验颇佳，享有盛名。本案因久病体弱，误服桂、附多日，致内热蕴伏，出现真热假寒，阳证似阴之证。崔先生诊时发现"脉微细"之假虚寒，"沉吟晤对间"，其"口臭"之真实热，故重用黄连之苦寒，清热泻火，解久服桂附之蕴热伏火之毒，故而获效。因何久服桂附？一因久病体瘦神疲，二因脉呈微细。前医误以为《伤寒论》"少阴之为病，脉微细，但欲寐"证也，是以服桂附者年余。未辨识"大实有羸状""阳盛实热格阴于外"之假象。崔先生胆识甚富，以脉诊、闻诊悟得该病之本质，仅重投黄连一药而中的。

病案 8　假寒真热

有明孝廉者，初患水泻，困卧不起，医家谓"数下亡阳"，以参救之，然病愈甚。敬礼手被其帐，问："服参乎？"曰："然。"嘱曰："先解其参，既医药乃可医病。"人问其故，曰："此易知耳，吾开帐即觉热气扑人，且病者四体虽冷，而手摇扇，又呼茶水，非内热乎？始之水泻，所

谓夹热下利者耳。"乃用清热之剂，果愈。(《南海县志》)

【解析】此为清代粤之南海县名医黄敬礼先生治一假寒真热之病案。黄先生，字勿庵，广东佛山人，少业儒，试不第，乃弃儒习医，胆大心细，穷幽洞微，医技高超，而富盛名。本案病水泻，困卧不起，前医认为"数下亡阳"，以人参益气固脱治之，病甚笃。延黄先生诊之，认为其始病泻，为"夹热下利"，医用参剂治之误也，乃提出"先解除人参之热弊，然后治病人利而卧不起"，以清热之剂投之获愈。何也？黄氏诊视见病人手摇扇，呼饮茶，觉其热气扑人，虽手足不温发凉，乃真热假寒证。始病泻为热利，服参后则参乃助其热，火上浇油，内热炽盛，格阴于外，从而诸症生焉。清热之治，既解人参之"气有余便是火"之害，又清夹热下利之热，一举两得，可谓善治也已。由之可见，医者临证，无论何病，皆宜熟识八纲之辨，尤以真假寒热虚实之辨，先哲尝谓"大实有羸状""至虚有盛候""真寒有格阳""真热有格阴"，不可不知也。是案前医辨实为虚，误投人参，助纣为虐，令病笃重，病家深受其害，吾辈岂不以之为戒呼！

病案9　气虚欲脱

陕宦薛仲明夫人伤寒后昏迷欲绝，诸医不识。"六脉浮而无力，此发散太过，元气耗绝也"，以大剂人参汤灌之遂苏。(《永宁州志》)

【解析】此为明代永宁县名医郭邦信先生治伤寒后昏迷之验案。郭先生为明代晋藩府医官，名震一时。伤寒病，即今之感冒病，多为风寒之邪所伤，故常规施以辛温解表方药。然而本案伤寒病后，出现"昏迷欲绝"，令人费解，故"诸医不识"。郭先生诊之，据脉证而言："六脉浮而无力，此发散太过，元气耗绝也。"病人两手寸关尺浮而无力，是虚症之脉象，因何而虚呢？认为用解表发散之药剂太过而致，元气耗绝而气虚欲脱。是以急投大剂人参汤灌之而苏醒。人参味甘、微苦，其性微温，入心、脾、肺经，俱大补元气，生津安神之能。本案伤寒误治后，元气大伤，气虚欲脱，正符人参之用。由之可见，临证施治用药，无论病之大小，外感内伤，皆宜审慎，正若后世顾松园先生所言："制药贵在适中，不及则功效难求，太过则气味反失。"即"中病即止"。

病案 10　直中少阴

吴某体素内亏，偶染恶食浊物，身痛甚剧，面色青惨，时或昏迷。春蓝见后，谓："此证得于平素纵情声色，戕伐无辜之躯，同房之际，又中寒毒。"病人即称："先生乃当今之神医也。"春蓝拟以麻黄附子细辛汤加人参、黄芪，再加麝香二厘。他医嗤其方杂，春蓝解释曰："寒毒直中少阴，非发散不可；然患者体质素亏，又兼房事不节，恐发散太过而数虚脱，故加参、芪补正；又因素邪深入壅闭，虽有麻黄、附子、细辛，恐遽难透发，所以用麝香，此芳香走窜之品，以助药力。此法虽旧书不载，实乃活法也。何执泥于旧法哉？"病人服后良久，方小汗，遍身出白㾦，诸证悉去。(《简阳县续志》)

【解析】本案系清之简阳名医杨春蓝先生治一寒中少阴证之验案。该案吴某素贪声色，肾气亏虚已久，加之恶食浊物，又入房受寒，乃致寒邪直中少阴，出现"身痛甚剧，面色青惨，时或昏迷"之危候。体虚受寒则身痛剧，肾虚受寒则面色青晦，阴寒阳衰之象，心阳不振，心窍失明而昏迷不清。杨先生据证，拟仲景麻黄附子细辛汤加参、芪、麝香治之。麻黄附子细辛汤乃表里双解剂，外逐寒邪，内扶少阴心肾之阳。加参、芪而成参附、芪附之剂，益气扶正固脱，温振心肾之阳而固本，以疗极虚衰败之体。虽有麻黄、细辛辛散达表，发汗祛寒之治，然恐透邪不畅，又加麝香少许，芳香走窜，既有通心开窍之用，又有助麻、辛以开腠理而逐邪，"消瓜果食积"之能（《本草纲目》），又可消除"恶食浊物"。药仅六味，确有非凡之效，救命于鬼门之前。足见杨先生活用经方，不落俗套，胆识兼富，医学造诣甚渊也。

狂犬病

病案　疯（犬）毒内侵

道光廿六年（1846）冬，在湘潭经过沙湾，目击一米船，有邦伙卒病心腹绞痛，心无依赖，乱抓乱咬，百药罔效，医亦不知为何病，万分危急。会邻船醴陵人以葵扇向病人一扇，大呼："殆哉！此中癫犬毒发作，死证也。有秘方立可治愈。"方用人参败毒散（人参、茯苓、川芎、羌活、独活、柴胡、前胡、枳壳、桔梗、炙草、生姜、薄荷）加生地榆一两，紫竹根一大握，浓煎急灌。一剂尽而神志清醒，两剂尽，其病若失。（《外科证治全生集·附刊》）

【解析】是案为湖南醴陵之医治一狂犬病之验案。医者姓氏不详，仅以里贯代之。在米船之中遇一邦伙（船工）卒然病"心腹绞痛，心无依赖，乱抓乱咬"，医多不识此病。巧遇醴陵之医认识此病为"癫犬病"（即今"狂犬病"），并施方药救之。狂犬病早有记载《马王堆汉墓医书》《诸病源候论》谓之由疯犬咬伤、猘犬伤。如《诸病源候论》云："其猘狗（即疯狗）啮疮，重发则令人发狂乱，如猘狗之状。"狂犬咬伤人后，其毒素侵入人体，一般潜伏期短者8～10天，长者可达几个月至一年以上，伤口愈深愈近头部潜伏期愈短。发病初期表现乏力，头痛，呕吐，纳呆食少，喉部有紧缩感；1～2天后出现狂躁，恐惧，吞咽和呼吸困难及恐水症状；数日后出现全身瘫痪，瞳孔散大等危象。《疡科选粹》载扶危散（儿胎发、野菊花、新香附），并常吃杏仁治之。本案醴陵之医用人参败毒散加地榆、紫竹根治之。人参败毒散为益气解表，散风除湿之剂，治正气不足，外感风寒湿邪，出现恶寒，发热无汗，头项强痛，肢体烦疼，胸膈痞闷，鼻塞身重，咳嗽有痰之证外，并能治疮疡毒气在表而红肿焮痛之症。地榆苦酸微寒，有凉血止血，解毒疗疮之功；紫竹根，又名黑竹根、苦竹根，《本草纲目》载："下心肺五脏热毒气。"地榆与竹根二者合之则有凉血解毒疗疮之能，再与人参败毒散共服，以奏祛风寒湿邪，解热毒，扶正气以守神，服后见效。是否本方对狂犬病就如此神奇，吾不敢断言，载此以资参考，中医学早已有治法是肯定的。

蜈蚣入腹

病案　蜈蚣入腹

　　有道人就灶吹火，一蜈蚣伏火筒中，误吸入腹，痛不可忍，延张治之。张命碎生鸡子数枚，取其白，倾盂中，令服之。良久，问曰："痛少定未？"曰"似定矣。"索生油与咽下，须臾大吐，则鸡子（白）与蜈蚣缠束而下。盖二物气类相制，入腹则合而为一也。（《说听》《苏州府志》）

　　【解析】此系明代苏吴名医张仲虚先生治一蜈蚣入腹之治验。张先生，江苏吴县人，善医，治病多奇效，享有盛誉。本案即属奇效。道人不慎吸蜈蚣入腹，实是蜈蚣在人胃中作乱而致腹痛难忍，先生以鸡蛋清灌入胃中，然后再灌入生油，令人吐之，则见吐出蜈蚣与蛋清缠裹一起了。蛋清黏稠入胃与蜈蚣缠裹相合是其一，其二蜈蚣在人胃中受胃酸刺激在活动挣扎，故腹痛，得蛋清而挣扎活动减少，腹痛则减轻。再灌入生油，令人呕吐，而使蜈蚣出矣。其治法甚有道理，真良医也。

外科病案

痈

病案 1　热毒肿痛，正不胜邪

东门有孤贫麻姆患痈痛楚，饮食复不继。自达闻之，往诊曰：高年正气虚，邪气实，不攻邪，正气无以自存。遂进败毒散五剂，痈得消，日送饮食，兼服补剂而愈。（《九江府志》）

【解析】此系明末清初赣之九江名医华自达先生治一痈证医案。麻姆痈证之治，既反映出华先生之医术，又彰显了先生之高尚医德。败毒散，即《太平惠民和剂局方》（简称《和剂局方》或《局方》）人参败毒散（人参、茯苓、川芎、羌活、独活、柴胡、前胡、枳壳、桔梗、甘草），为扶正祛邪（解表）之剂，主治时疫伤风、伤湿、寒热、头眩、项强、目疼、肢疼、咳嗽、鼻塞、声重、疮疡邪气在表应发者，以及小儿感冒，发热恶风，痰阻胸膈，头目不清，风热瘙痒；疗脱疽，顽痰，毒疮。病者年高体弱，正不胜邪，而病痈疮肿痛甚之（当属痈疮初期，红肿焮痛）。故华先生择败毒散，以人参、茯苓、炙草甘温益气扶正，用羌、独、柴、芎辛散苦燥温通，除肌肤风寒湿之邪；取桔、枳、前胡宣肃肺金之气，俾气机畅达，腠理开阖自如。诸药相伍，邪祛肿消，正气得复，是以投五剂，而病势大减。继又服补剂而兼饮食调摄，终获痊愈。诚大医之范，治病又治人也。

病案2　热毒炽盛，肉腐成脓

济南德藩世子项下，陡起一粒，惟患痒。御医进以苦寒药，头面遍身皆暴肿，谵谔不止。时龙在济南，御医闻之，往就教，即引入见王，王命诊视。龙于喉处刺一针，御医骇甚。须臾出脓血数斗，世子开眼索食，三日愈。（《鸡泽县志》）

【解析】是案为清季直隶鸡泽县名医肖廷龙先生治一结喉痈验案。肖先生，鸡泽县人，精医术，以外科为擅，医名遐迩。本案是肖先生于山东济南治德藩世子之患喉痈证。先生以针刺引流法治之（即切开引流之意）。御医施治以苦寒药，清热消肿解毒，未见好转，反而增剧，"遍身皆暴肿，谵谔不止"，说明病势发展，热盛毒深，痈肿已进入成脓期。延肖先生诊之，乃施外科引流术，令脓毒外出，大量脓血排出，邪退则正安，病者即"开眼索食"。结喉痈，是痈生于结喉部得名，又名猛疽。《医宗金鉴》云："此痈发于项前咽喉之上，又名猛疽，以其毒势猛烈也……肿甚则堵塞咽喉，汤水不下，其凶可畏，若脓成不针，向内溃穿咽喉者，则难生矣。"不幸中万幸，巧遇外科名医肖先生在济南得以施救而生矣。

红丝疔

病案　脓毒入血

　　邑有钱尔嘉者，患指痛，延卫杏庄治之，早膳将别，因问外科何者最酷？卫曰："不过游丝疮，一名飞丝走马疔。"众漫听之，忽报后池获巨鱼，强卫午饭。饭罢，尔嘉左臂忽然奇痛，视之但觉红肿，少顷加剧，出以示卫，则有红丝飞出半寸许。卫气变，急刀刺红丝处，出血数点如墨，促以帕缠之，肿与帕平矣。卫曰："即此游丝疮，少焉，丝达于心即不可救。"傅（敷）以良药，月余平复。（《常昭合志稿》）

　　【解析】此系清季江苏常熟名医卫杏庄先生治一指痛致红丝疮（疔）之验案。卫先生，江苏常熟人，世医，精外科，颇有盛名。本案原病指痛，延卫先生诊之，在诊治中，痛又发展成红丝疔，先生急以刀刺红丝处，令其出血并用手帕缠红丝顶端，外敷用药，月余方愈。指痛，又名指疔、蛇头疔，为手指末节的急性化脓性疾病，初期痒、麻，红肿疼痛，继之指肿如蛇头状，红肿疼痛有搏动感，数日化脓，破之其脓黄稠，肿消痛止方能向愈。若未愈且邪毒扩散流向经脉，向上走窜奔臂而去，出现一条红丝，红肿疼痛，即称红丝疔。治之一是外治以刀、针沿红丝走向挑割出血，令其不得上行。二是于挑刺处敷贴外科配制之膏丹，再者内服清热解毒之方药，若五味消毒饮（金银花、野菊花、蒲公英、紫花地丁、天葵子）等。红丝疗，现代医学称之"急性淋巴管炎"。卫先生外科名医，对该案处治娴熟，乃获良效。

疽

病案 1　寒凝督脉，气血蕴结

祁门冯斐庵，歙医叶馨谷之姻家也。积寒凝督脉，玉枕疽发，改服温补，疮溃脓不化，荐能谦治之。能谦乃以意处方，取猪脂膏填塞疮口令满，以灯心从而灼之，再灼方知痛，进以阳和汤（熟地、鹿胶、姜炭、肉桂、麻黄、白芥子、生甘草），疮始敛。（《李能谦传》）

【解析】本案为清皖黟名医李能谦先生以灸法治愈一玉枕疽案。疽，属中医外科病，有阴阳之分，是案病位在头颈项枕部，因"积寒凝督脉"而发病，此为阴疽也。服温补之治无误，但"溃脓不化"，即久不生肌收口。李氏治之以猪脂灸法，用火热急救阳虚阴寒之极，再进之阳和汤，阳生阴长，而疮口自敛矣。猪脂以灯心为捻灸灼阴疮之治法，堪称卓创。由之可见李先生为医，内外兼修，造诣颇高，诚不愧一位中医全科临床家。

病案 2　寒凝阳明，气血蕴结

尝有人于十二月间春温衄血，由他医治愈。然恐温毒未尽，延之诊断。因索所服方视之，曰："君疾愈矣，然明春二月间，项间必生巨疽，破则有生命忧，宜预治之。"其人不信，次年二月，耳下果发一长形巨疽，因求治疗，兼请毕生疽之说，曰："昨岁诊君之脉，迟而滑，夫温邪之脉应洪数，彼时内热已平，鼻血亦止，故知温病已愈。但脉不平而迟滑，迟则为寒，滑则为痰，必服凉药过剂所致。及视药方，果为大寒之药，且石膏为君。夫阳明之经行于项之两旁，时当冬令，若过用寒剂，则内热虽退，而阳明之气，必凝于寒，而化为痰，藏于项间。至春，阳气上升之时，被阻而不通，故知必生巨疽也。"其人拜服曰："余因恐温病复发，愈后仍服二剂，今尚能消乎？"曰："能。"即用阳和汤（熟地、鹿胶、生甘草、麻黄、肉桂、白芥子、姜炭）加甘遂，一剂泻痰升许，疽消少半；复减甘遂，连服十余剂而愈。（《新城县志》）

【解析】本案是清朝新城县名医边成章先生治一颈疽之验案。边先生，字斐然，世居新城浒州村，满族镶红旗人。幼嗜读从儒，后去儒学医，尤擅长于疡科，颇有医名，有数子传其业。该案患者因春温鼻衄，过服寒凉之剂，边先生从脉象迟滑预断病者将于春时病发巨疽。果然次年二月该患者于耳下生一巨疽。边先生据脉象结合前医用药，预测病人来年春发病之事。看似颇为神奇，然分析一一有据，足见边先生临证学验甚富，医学造诣颇渊。其治巨疽之法

◎ 外科病案

和方药亦如是，阳和汤为温阳养血祛寒之剂，是疗阴疽（疮）之名方。重用熟地甘温补血滋肾为主药；鹿角胶补益精血，强壮筋骨，而为辅药；姜炭、肉桂温中辛通，补火助阳，麻黄辛温散寒达表，白芥子辛温，祛皮里膜外之痰浊，四药令阳复阴消，寒痰凝滞消散乃为之佐药，甘草生用，既调和诸药，又可解毒，而为使。加甘遂在于使之消肿散结，攻下痰积。以内治法外消颈阳明经上之巨疽，诚良医之所为也。是案不仅传其诊疗之术，而又在警示后人治病用药，中病即止，不可过用之，即要谨记《素问·至真要大论》"久而增气，化物之常也。气增而久，久之由也"之嘱。

瘰疬

病案　痰火蕴结

石门某医之女，颈项瘰疬，十余年，治不效，且有溃者。楣令未溃者贴之（即控涎丹加麻黄），已溃者用阳和解凝膏掺九一丹，数月而痊。（《浙北医学史略》）

【解析】是为清代浙江海宁县名医许楣先生治一瘰疬验案。许先生名楣，字辛木，海宁县人，曾中举，精医理，尤长外科，善制膏丹，救治危证甚多，医名颇著，曾《重订外科正宗》传世。本案即其用膏丹外治瘰疬证之验案。瘰疬，即西医所称的"颈部淋巴结结核"。其好发于颈项，甚至连及胸腋，结块成串，累累若贯珠状而得名，多见儿童、年轻人为病。起病缓慢，初为结核如豆，皮色不变，不觉疼痛，逐渐增大，相互融合成串，成脓时则肤色暗红，溃脓清稀，夹有白絮状物，形成窦道。中医学认为该病系肝郁伐脾，脾失健运，致痰火内生，结于颈项；或肺肾素亏，阴虚火旺，炼津成痰，痰火凝结，病及颈项，而成瘰疬。故其治主张未溃则消散之，已溃则托透解毒，生肌敛疮。是案有未溃者，亦有已溃者，且病况日久十余年矣。许先生对未溃者，施以控涎丹加麻黄外贴之。控涎丹为宋·陈无择《三因极一病证方论》之方，由甘遂、大戟、白芥子三药各等份糊丸，为祛痰逐饮剂，内服治痰饮伏于胸膈之上者。麻黄，辛苦温，为解表发汗，平喘利尿之品。今将二者捣以外贴之，意在以辛散之麻黄、白芥子散痰火之结聚，用遂、戟以涤痰破结消肿，共奏软坚消痰散结之效。已溃者用阳和解凝膏掺九一丹，是膏方为清·王维德《外科全生集》之方，由鲜牛蒡子全草、鲜白凤仙花全草、川芎、川附、桂枝、大黄、当归、川乌、官桂、草乌、地龙、僵蚕、赤芍、白芷、白及、白蔹、乳香、没药、防风、续断、荆芥、五灵脂、木香、陈皮、香橼、苏合香油、麝香、菜油组成制膏，有祛寒湿郁结之效，用于治疗阴疽流注，瘰疬痰核等症。九一丹，又名二宝丹，为清·吴谦等《医宗金鉴》方，由煅石膏九钱，升丹一钱为末成之，有提毒祛腐之功。二者敷于溃疮处，则俾瘰疬之痰浊脓絮外泄，祛腐而生新矣，故施治两种外治之方药数月而瘥。许先生诚不愧为外科之良医也。

◎ 外科病案

脱　肛

病案　中气下陷，虫毒内扰

　　龙川杨艮拔年老体弱，暑月如厕，肛忽脱出五六寸，如此五十余日，痛痒难堪。闻芹舫名，远道延请。芹舫见其肠黑如炭，枯硬腐臭。乃用补中益气汤（黄芪、人参、白术、陈皮、当归、升麻、柴胡、炙草）去柴胡与服，并以甘草水洗之。次日用肥肉煲浓汤，沥去渣，乘温盛盘中，使先烘后浸，约时许，虫出肠者无数。冷则沥去秽物，煮热复浸。数日后，肠虽破烂，而色转白且润矣。再将汤加入米醋，一浸而肠收缩十分之七。更以香油、胆汁和涂，用蓖麻叶徐抚之，遂还原状。然肠烂仍时作痛，复用黄牛角煮软，去尖刨薄如纸，涂香油、胆汁插入肛内，另用珍珠生肌散由角内送入，未几痛止，而脱肛之证永除。（《大埔县志》）

　　【解析】本案为清粤之大埔县名医张芹舫先生治一脱肛验案。张先生，字仕攀，又名维新，旱溪南埠人。从幼即习医，治病多奇效。尝云"医者意也，能体会入微，治病应若桴鼓"，故名其庐为"耕意堂"，颇有盛誉，享年九十四岁。患者杨某，年老体弱病脱肛数十日。张先生见病者脱肛之"肠黑如炭，枯硬腐臭"，实属重症，故采内外并治之法。内服东垣补中益气汤去柴胡，以益气升阳，调补脾胃，使病者脾胃健，中气升，脱肛得复。外治之法，颇具特色。因虑病者脱肛症"痛痒难堪"，有感染寄生虫之害，乃用肥肉煲汤，以其烘浸，令虫出之（其虫，恐为肠道寄生虫蛲虫），并沥去肠上秽物。如此数日，虫尽秽去，则肠色好转。继之在汤中加食醋，浸后则脱肠收缩十分之七，是用醋之酸敛令脱肠上收。又以香油、胆汁和涂脱肠等，徐抚之而使脱肛复原。后继用香油、胆汁灌肛内，且加珍珠生肌散（恐为自配伍，多为炉甘石、海浮石、滑石、琥珀、朱砂、珍珠、冰片之类而成）敷之，俾肛肠油润毒解，肌生疮敛，从而病瘳矣。肥肉，即脂膏之类，甘微寒，《日华本草》云："杀虫……涂恶疮。"《备急千金要方》载其治"小儿蛔虫"。胆汁，苦寒，有清热凉肝，通便明目，解毒杀虫之功。《本草纲目》云："敷恶疮，杀疳䘌。"是案内服外治并举，足见张先生学验俱富，胆识兼备，内外兼修之名医。

脱　疽

病案　寒湿侵袭，血脉不通

有渔人屈某，常入水，虽寒冬，赤足出没冰雪中，尤酷爱火酒。忽觉两足麻木渐肿，针灸、熏敷均无效验。君闻之趋视，询以所苦，以白马脚壳二两，醋汁为末，陈酒冲服。外用小川芎、当归尾、牛膝梢、伸筋草、红花、秦艽、独活、细辛、鹿角片、猪后脚骨两根煎洗。服半月而

愈。(《相城小志》)

【解析】本案为清末上海名医谢池春先生治一脱疽证之验案。谢先生,字友伯,江苏相城人,早业儒,戊戌(1898年)变后,矢志于医,受业于女科金绍山门,嗣后又从章自求游,致力伤寒、瘟疫之治,读书自《灵》《素》以始,并读清谬(遵义)、张(璐)、叶(桂)、徐(大椿)诸家之论,莫不穷源竟委,其术颇精,颇有盛誉。是案屈某为一渔民,双足受寒湿之邪侵袭久矣,乃病双足麻木肿痛,谢先生施以内外并治,俾其愈。其病余断之当属脱疽之病(西医谓之血栓闭塞性脉管炎),严寒涉水,居住寒湿,日久内伤阳气,血脉凝滞,不通则痛,加之酷爱烧酒,热灼肝肾之阴精,耗伤气血,血不足以濡润,精不足以充养,以致内虚外有寒湿之邪遏,其病乃生矣。论其治法当以散寒除湿,温阳通脉为主,兼以和营扶正。白马脚壳即马蹄,甘平无毒,《本草纲目》云:"下瘀血。"醋汁浸之则散瘀更佳,酒服之以助行瘀之力。外治川芎、归尾、牛膝、红花皆活血祛瘀之品,伸筋草、秦艽、独活、细辛,悉属辛通温通,散寒除湿止痛之药,鹿角片为血肉有情之品,补肾阳,强筋骨,益精血,扶正也,猪后脚骨,即猪后蹄骨,当为引经之用,以足治足之意。诸外敷洗药,共奏散寒除湿,活血通脉,扶正祛邪之效。由之不难看出,谢先生医道娴熟,内外兼修,不愧名医之誉也。

疱　疹

病案　暑湿外蒸，阴虚火旺

　　武举赵书竹之母，伏日患头身发痒，后起疱，小者如豆，大者如卵，又苦心烦，服清热散风之药转剧。延履升诊，切其脉细而微，乃谓"非风也，今躁而心烦，《经》云'诸痛痒疮，皆属于心'。此君火太盛，不能下济肾阴之故尔，宜用黄连阿胶汤（黄连、阿胶、黄芩、芍药、鸡子黄）加黑芝麻、银花，多服即痊愈。"服之果验。（《南充县志》）

　　【解析】本案为清南充名医程履升先生治一暑湿疱疹之验案。夏伏天暑湿缠绵，一老妇病身痒出大小不等疱疹。前医以清热散风药无效且加剧，延程先生诊之。先生据证，认为是"君火太盛，不能下济肾阴"所致，施以仲景《伤寒论》黄连阿胶汤加黑芝麻、银花治之。是案患疱疹病，一是暑伏之天，湿热之邪侵袭，二是病人体弱阴虚，心肾不交，水火不济。内外相合，正虚邪实，治宜攻补兼施，以芩、连、银花清热解毒，燥湿泻（心）火，阿胶、白芍、黑芝麻、鸡子黄滋（肾）阴养血，媾通心肾。上清下滋，水火既济，从而湿热暑邪得消，体弱肾（阴）虚得补，而病瘳矣。"服清热散风之药转剧"为何也？清热之品固然可取，但散风之药则不宜，病者体弱阴虚，辛散疏风之品更伤阴津且耗气也，是以令人虚，虚则病转剧也。是案可见程先生尊经而不泥，临证遵师之言"观其脉症，知犯何逆，随证治之"。活用经方，出神入化，为吾辈做出了表率。

漆　疮

病案　漆毒伤人

有一少年新娶，未几发疹遍身皆肿，头面如斗，诸医拱手，延默庵诊之。默庵凡诊一证，苟不得其情，必相对数日，沉思数问，反复诊视，必得其因而后已。诊此少年时，六脉平和，惟少虚耳。骤不得其故，沉思久之，肩舆远道，时已饥饿，即在病者榻前设馔对食，见病人以手擘目，看其饮啖，盖目眶尽肿，不可开合也。问曰："汝思食否？"曰："甚思，奈医者皆戒预勿食，何也？"崔曰："此症何碍于食？"遂命之食，而饮啖甚健，愈不解。久之，视其室中床橱桌椅，举室皆新，漆气熏人，忽大悟曰："予得之矣。"亟命别迁一室，以螃蟹数斤生捣，遍敷体上。不一二日，肿消疹见，则极顺之疹也。盖其人为漆所咬，他医皆不识云。（《广阳杂记》）

【解析】本案系清代太平县名医崔默庵先生治一漆疮（荨麻疹）之验案。崔先生，皖之太平县人，精医学，治病多奇验，著《时疫流行与伤寒不同方论》一书，发前人所未发。本案经崔先生仔细察视，系由新房油漆家具过敏所致之出疹肿胀。中医谓之漆疮，西医称为荨麻疹。其治一是脱离其居处，即远离过敏原；二是以螃蟹捣敷身体。螃蟹咸寒，《神农本经》云："能败漆。"《本草纲目》云："解漆毒。"并以洪迈《夷坚志》所载证之，其曰："襄阳一盗，被生漆涂两目，发配不能睹物。有村叟令寻石蟹，捣碎滤汁点之，则漆随汁出而疮愈也，用之果明如初。"是足见崔先生学验俱富，临证观察细微，一丝不苟，堪为吾辈之楷模。

痒 疹

病案1 鱼毒伤人，气津受损

蔡毓征得异疾，周身头面红肿，痒不可耐。重光诊之，脉浮数无伦，《经》有刺风一证，不如是甚，脉亦殊，不合也。忆市肆鮰鱼甚多，询其曾食此否？曰："然。"《本草纲目》记载：鮰鱼令人发癫。察食时觉舌麻，为中鱼毒无疑。以甘蔗汁、芦根汁、橄榄汤，时许时止。（《扬州府志》）

【解析】是案为清初扬州名医郑重光先生治一食鮰鱼身痒（荨麻疹）之验案。病者周身头面红肿，痒不可耐。郑先生询得其食鮰鱼所致。鮰鱼，亦名鮠鱼，苏颂先生《图经本草》云："能动痼疾，不可合野猪、野鸡肉食，令人生癫。"今言之即食此鱼而过敏中毒了，是以出现食时舌麻，食后全身红肿奇痒。郑先生以甘蔗汁、芦根汁、橄榄汤解之。芦根汁，甘寒无毒，《本草纲目》载其解河豚及诸鱼蟹毒。橄榄，甘酸温，无毒，《本草纲目》载其能解一切鱼、鳖毒。甘蔗汁，甘寒无毒，《大明本草》云："利大小肠，消痰止渴，除心胸烦热，解酒毒。"三者合用，解鲴鱼之毒，并清热消肿，除烦止渴。《经》有刺风一证，系指《素问·长刺节论》之刺大风者（即指"麻风病"之针刺法）。由之可见郑先生学验俱富，名医不虚焉！

病案 2　血燥阴虚

崇仁金万盛有异疾，遍体发痒，搔之乃止，肤如蛇蜕，历诊不瘥。问诊于公，公曰："毋需药。"令其妇，取红米粥皮饮之，霍然而愈。询其故，公曰："凡物皆有精华，皆浮于上。粥皮者，米壳之精华也，养阴润燥。红者入血分也，以皮理皮，以类从，胡怪焉？"（《宜黄县志》）

【解析】本案系清江西宜黄县名医邹大麟先生以食疗治一皮肤瘙痒证治验。邹先生，字玉书，监生，宜黄待四都人。体弱，善岐黄术，终日踵门者不暇，颇有盛誉，著有《伤寒汇集》《男妇脉诀》各一卷，待梓。是案为一皮肤病，全身瘙痒，肤如蛇蜕之干燥。邹先生未投药治，而以红米粥皮饮之则愈。邹氏释之曰："粥皮者，米谷之精华也，养阴润燥。红者入血分也，以皮理皮，以类从。"多么简单又合理哉！本案皮肤病，即皮肤瘙痒症，其可由内外多种原因导致，阴伤血燥，血燥生风，肌肤失养，故皮肤干燥如蛇皮，遍身发痒，遇热以及晚间其痒更甚。阴伤血燥，其治应养血滋阴为本。红米粥皮，乃食疗法，粥汁中含米谷之精华（西医谓含多种维生素 B），养胃生津，滋化源，益气血之治，气血充则皮肤得滋润，故其病乃愈。

阴　斑

病案　脾肾阳虚

壬午腊月，有沈芝卿者，患阴斑泻血，前医迭进清热凉血解毒而病益剧。邀听鸿诊之，曰："此阴斑证也。"投以大剂附子理中（附子、人参、干姜、白术、炙草），药后效虽不显而舌色转黄，渴不欲饮。前医见状，起而责难，讥药不对证。听鸿成竹在胸，力排众议，曰："舌黄而渴，此阴证转阳之兆也。已见生机，药宜更进一筹，可获全功。"复以大剂温补而痊。（《吴中名医录》引《无锡近代名医传稿》）

【解析】是为清代吴中名医余听鸿先生治一阴斑证之验案。余先生，名景和，字听鸿，江苏宜兴人，精岐黄术，以外科尤著，有《外科医案汇编》和《柯琴伤寒论翼注》行世。斑证，是指发于肌肤之片状斑块，色有红、黑、黄等浅深之别。一般而言，多由外感热病，热郁阳明，迫及营血，从肌肤外发所致，其色多红赤或紫黑，为阳斑。亦有因正邪交争，正虚阴寒为病而致斑色浅淡，身倦肢冷为阴斑。是案即属阴斑者，前医不识，而又迭进清热凉血解毒之剂，以至虚，阳气虚衰，出现"病益剧"。不仅斑未退，且泻血不止。脾主肌肉，亦主裹血。脾阳虚则阴盛，而生阴斑；脾气虚则不摄血，而便血生焉。苦寒之剂迭进，不仅伤脾胃，致脾阳虚，亦伤肾阳，而脾肾阳虚，故余氏乃力主附子理中汤类大剂温补而获效。前医之所以投清热凉血解毒之剂，因前人有"斑发阳明"之说，如名医大家叶天士先生的《温热论》中就云："按方书谓斑色红者属胃热，紫者热极，黑者胃烂。"又云："然斑属血者恒多。"故其后吴塘的《温病条辨》有"发斑者，化斑汤主之"之说，然学技未精未透，不究叶先生之告诫"然亦必看外证所合，方可断之""且其色要辨，如淡红色，四肢清，口不苦渴，脉不洪数，非虚斑即阴斑"（《温热论》）。本案可见余先生不愧辨证高手，学验俱富之良医名家也。

色　斑

病案　食热内蕴，外蒸肌肤

有刘河人患尫羸数年，遍体生五色晕，诊其脉，知有积食。询所嗜，云："嗜牛肉。"肇然曰："此中牛毒也。"以药下之，晕去病愈。（《嘉定县志》）

【解析】本案系清之嘉定县名医钱肇然先生治一皮肤色斑病之治验。钱先生，初名肇熹，字希文，又字敬亭，浙江嘉定外冈人，少多病，博览《灵枢》《素问》《难经》，并宋元以来诸家之书，而精究岐黄术，其得旨要，活人无算，颇富盛誉，著有《回春约言》四卷、《兰室医案》一卷。该案为一嗜食牛肉而病皮肤色斑者。钱先生脉证合参，认为患者内有积食之滞，其体瘦肤生色斑由积热蒸灼肌肤所为。牛肉甘温，善补脾胃。《素问·至真要大论》云："夫五味入胃，各归所喜……甘先入脾……久而增气，物化之常也。气增而久，夭之由也。"即物极必反。嗜食牛肉太过，气增而久，积滞蕴热则灼伤气血津液，脾主肌肉，肺主皮毛，肌肤失于濡养则肌肉消瘦，皮肤色斑生焉。钱先生以药下之，所谓"土郁夺之"（《素问·六元正纪大论》），釜底抽薪，俾积食蕴热一泻而解，脾运健，津液气血得敷布，从而色晕（斑）消而肌肉渐丰矣。是案论治，诚中医整体论治，外病治内之佳案。

◎外科病案

妇科病案

经行失音

病案　肾精不足，经气不通

荀恒大长女，每逢月事，声音必哑，予用天冬、地黄、苁蓉、归身等药病益甚，张口指划，毫无一字可言。即予此方加细辛少些，以通少阴之络。药才入口，其声即出，十余剂后，桂附八味丸（肉桂、附子、熟地、山萸肉、丹皮、泽泻、山药、茯苓）调理，永不发。（《女科读》）

【解析】此为清代嘉善名医沈尧封先生治一经来声哑之验案。沈先生，名又彭，浙江嘉善人，生活于清季雍正、乾隆年间，由儒而医，名颇噪。著有《医经读》《女科读》（又名《女科辑要》）《伤寒论读》等。妇人月事来则声哑，中医谓之"经行失音"，多由肾精不足，冲任亏虚所致。失音证有虚有实，妇人经来而声哑多为虚证，声出于肺，其根在于肾，经来肾水不足以上润肺之喉，故声哑。《灵枢·经脉》云："足少阴之脉……从肾上贯肝膈，入肺中，循喉咙，挟舌本。"据此沈先生在其养阴血、益肾精方中加少许细辛，而"药才入口，其声即出"，是细辛入肾经，辛通其经；令益肾养阴之药力达上，故声出。后以桂附八味丸调理，阴中补阳，正本清源，肾气充沛，则病永不发矣。沈氏对本案辨证明确，但投之无效，反"益甚""毫无一字可言"，加少许细辛，起到画龙点睛之效。想到经脉不畅，以辛通之，立竿见影。堪谓理论造诣颇深，临证经验丰富，不愧为名医圣手也。

崩　漏

病案　经寒血凝

一少女，月经衍期，他医投以通经药，导致血崩不止，骇然无策。月溪诊之，说："此乃血寒之证。"遂投以桂附合龟板之峻剂，一饮而起沉疴。(《重修彭山县志》)

【解析】是为清四川彭山县名医费月溪先生治一少女崩漏验案。费先生，彭山县人，医术精湛，擅长内科脾胃病及妇人诸病之治，颇有盛名。本案一少女月经错后，前医以通经药后即崩漏不止。于是求诊于费先生，先生认为"此乃血寒之证"，施与桂附合龟板之温经散寒，益阴止血治之得愈。妇人月经错后，亦名"月经后期""经迟"，其有虚实之别。虚者，多由血虚、阳虚、阴虚所致，如营血亏虚，冲任不足，月事不以时下而延期；阳虚则脏腑失于温煦，生化功能减弱，血生化不足，血海不盈，而致月事延期；阴虚火旺，耗伤阴血，冲任失充，而月经后延。实者，多由寒凝、气滞、痰阻所致，如寒气搏于血，血为寒凝，阻滞冲任，而月事不以时下，错后延期；气滞则血瘀，冲任瘀阻，而致月经后期；痰湿内阻，下注胞脉，冲任阻滞，亦会令月经延期。本案即属实证，寒凝胞宫，致月经衍期。他医投通经药，为何致血崩不止？该女因寒而经迟，未祛寒治其本，仅以活血通经之品，虽致血下，但寒瘀未解，瘀血不除，新血不生，是以崩漏病生。费先生之治者，以桂、附温经散寒，俾阳气振，寒气消，经脉通，寒瘀解；龟板等滋阴养血，生新血，充胞脉，故服后立起沉疴。由之可见，医者疗效高低，关键在辨证是否准确，辨证不明，再好的药，也是无的放矢，盲治，甚致贻祸无穷！

子 痫

病案 胎热动风

倳妇当产，病角弓反张，危甚。允升曰："此子痫也，朝发夕死，夕发朝死。以次服羚羊角、川连、人参可治。"初服羚羊角，手足渐舒；少顷，舌出如蛇，旋转不已，以川连汁点之而止。既而胎下，急服参苏饮（人参、紫苏叶、陈皮、炙草、枳壳、前胡、半夏、葛根、木香、桔梗、茯苓），遂愈。（《武扬县志》）

【解析】是为清代武扬县名医徐允升先生治一子痫验

案。徐先生，字南州，武扬县人，好学善医，于当地颇负盛名。子痫一病，是指妊娠晚期或值临盆时以及新产后，发生眩晕仆倒，昏不知人，手足抽搐，角弓反张等之病证。主要由孕妇素体肝肾不足，妊娠后期、临产或产后，阴血骤下或暴下，阴不敛阳，肝阳风动而致；若兼脾虚，湿痰内蕴，风火夹痰上扰而清窍被蒙，亦会发痫。本案即属临产阴血骤下而肝风内动发痫者，故服羚羊角以清热平肝，息风止痉而"手足渐舒"。舌为心之苗，木火相煽，舌动转者，以川连汁点舌，泻心火也。风息火消，既而胎下，平安矣。服参苏饮，意在补气健脾，理气化痰，既扶正，又杜痰浊内扰而产后发痫也，故而药后遂愈。子痫是产妇之重症，中医学对其论治颇详，在我国封建社会时妇女受此病之危害颇著。由本案可见徐先生对该病经验甚丰，值得学习。

◎ 妇科病案

难　产

病案　气虚下陷

有妇难产，诸药靡效，谢以升麻、人参、前胡各五钱，投之即下。众问其故。谢曰："此胎走歧路而下陷也。故用升麻以投之，而参则佐其气，前胡则治其气耳。"（《上虞县志》）

【解析】是为明代上虞县名医谢表先生治一妇难产验

案。谢先生，名表，浙江上虞人，少习举业，后从医，其术甚精，有"谢半仙"之盛誉。本案难产，他医治之罔效，延谢先生，先生据证，投升麻、人参、前胡三药即效，真神医也。先生认为该孕妇气虚下陷，无力以生。升麻苦辛微寒，入阳明经，为辛凉解表之品，不仅有发表透疹解毒之功，还有升阳举陷之能；人参甘苦微温，有大补元气，生津安神之功，为补气之佳品圣药；前胡苦辛微寒，入肺经，宣肃肺气，既能清肺止咳，疏散风热，又能调达气机，可升可降，理气者也。三者合之俾脾肺之气生升，故孕妇服之即生矣。药不在多而在精，"山不在高，有仙则灵"。谢先生"半仙"之名诚不虚焉。

胞衣不下

病案　血虚气弱

　　其妇一再产，皆胞衣不下，镐命勿惊，勿用力，掖令坐，且微摇之，稍以芎、归辈进，饮食如平日，阅日果下。（《金华府志》）

　　【解析】是系清代金华名医周镐先生治一产妇胞衣不下验案。周先生名镐，字汉峰，浙江金华南八一坊人，生活于清·乾隆时，以医为业，有盛名，录其诊籍，著《舍从一得录》。该案产妇胞衣不下，其系生育过多之产妇，身体已虚，气血不足，而胞宫收缩乏力，乃致胞衣不下。周先生已洞察之，故嘱产妇"勿惊，勿用力"。掖之令坐，微微摇动其体，并服芎、归等药，使病者神安，气血流畅，加之药力，而致胞宫收缩有力，胞衣乃下也。旧社会，妇人胎产过多，胞衣不下者，屡见不鲜。周先生处之不惊，有条不紊，足见其阅历之深，临证经验甚丰也。

双胎间生

病案　气血两虚

尝诊一妇，因产后腹痛月余，诸医束手。赖察其脉曰："胎气不和。"闻者笑之。妇谓"吾新产未久，安得复有胎乎？"赖说："余据脉象论断，并非虚言。"遂以紫苏和气饮（苏叶、白芍、陈皮、当归、人参、甘草、大腹皮）服之。越三日，妇病大减。赖继投以安胎饮（当归、川芎、白芍、熟地、阿胶、艾叶、黄芪、甘草、地榆）。六日后，妇果再生一男。赖再予佛手散（当归、川芎），妇病遂告愈。时有同业怪而诘之，赖说："此妇原来双胎，或因犯动，或不节欲，或受损跌，致伤其一；事后又未安胎，诸医以为瘀血未尽，咸以破血，行血之药治之，遂愈服愈甚，皆未审脉象之故也。余按脉用药，故得奏效，何怪之有？"（《续修江津县志》）

【解析】此为清季四川江津县名医赖琢成先生治一双胎间生之验案。赖先生，四川江津县人，精岐黄术，以妇科为所擅，医名颇著。本案产妇因产后腹痛月余，诸医束手，而求诊于赖先生，先生依脉象断为仍有一胎未产，施安胎诸药后腹痛愈而后又产一子。真奇案也！诸医不解，诘问先生，先生逐一解答，并明言凭脉诊治该病道理。然其所诊脉为何脉？未录之，据所断为孕胎之事，当为滑脉，滑脉主孕胎。他医为何误诊呢？一是该妇已产一胎，二是将产后腹痛认为是恶露未尽（即瘀血未尽），未能脉证结合，仔细分析，终是学业不精。余今录之，无非告诫吾辈医者临证一定要四诊合参，脉学之诊，非同一般，正所谓："脉理精微，其体难辨。"（《脉经·王序》）不可不深究之！

死　胎

病案1　太少并病

同乡张时修妻左氏，年四十余，生产三四日胎仍不下，延国行诊之。其脉浮弦，证见头疼骨痛，发热不休，口苦咽干，而心中烦乱，胎不动已两日矣。查前医所用之药，悉为补剂。国行沉思片刻，谓"此乃伤寒之太阳、少阳并病，补剂固不对症，焉能奏效？今胎不动必坏矣"。时修曰："两者不可兼得，求先生保吾妻活足矣。"国行书柴胡桂枝汤（柴胡、桂枝、黄芩、人参、炙草、半夏、芍药、大枣、生姜）服一剂即产，子果死，而母得活。（《合州县志·方技》）

【解析】是为清代四川合州名医莫国行先生治一胎死腹中之验案。莫先生，字高山，合州大河坝人，十六岁因己病而弃儒学医，学识有成，活人甚众，盛誉于合州，卒年六十二岁，著有《莫氏医案》《河图洛书》若干卷，惜家藏未梓。本案延莫氏诊时，其胎已死腹中矣，莫氏据证，辨属太阳少阳并病，施仲景柴胡桂枝汤，而产一死婴，产母得生。《伤寒论》有"伤寒六七日，发热，微恶寒，肢节烦疼，微呕，心下支结，外证未去者，柴胡桂枝汤主之"。是案脉浮主表，病在太阳，头疼骨痛，发热不休；脉弦为少阳之脉，症见口苦咽干，心中烦乱，故确诊太少并病无疑，与《伤寒论》所言相符，从而服一剂即效如桴鼓。前医治以补剂，不仅无效，反助纣为虐，留寇于内，易化热伤胎也。由是不难看出，医者临证，一要辨证准确，方药与证相吻，方能获效。二要切忌妄补，勿要以一般认识概括全部。本案孕妇年四十余，可称"高龄产妇"，生产三四日不下，乃断为气血不足，乏力以生，故不顾其他脉证，从而进补剂而生乱也。莫先生不愧为有胆有识之良医上工！

病案 2　胎毒血瘀

始孕妇堕下逾旬，腹膜发热，气喘脉促，面赤舌青口臭。公曰："胎未堕也，面赤，心盛而血干也；舌青口臭，肝气竭，胎已死矣。"用蛇退煎汤，调平胃散，加归尾、芒硝一倍服之，须臾胎下，痛亦复安。（《医学入门》）

【解析】是为明代句容县名医陈景魁先生治一死胎之医案。陈先生，字叔旦，别号斗岩，世居江苏句容，家世业医，其精心医学，投剂辄愈，颇具盛名，著有《医案》。本案"孕妇堕下逾旬，腹膜发热，气喘脉促，面赤舌青口臭"，似乎产妇急症。邀陈先生诊之，曰："胎未堕也。"恐属未完全流产。"腹胀发热，气喘脉促"，为死胎内停，瘀血蕴热，热则气壅之故。面赤舌青口臭，亦为死胎瘀血所为。陈氏释之"心盛""肝气竭"，即心主血脉，其华在面，面赤，心热盛也；肝藏血，气行则血行，肝气竭而血瘀不行，瘀血化热则肉腐，故舌青口臭也。治以蛇退煎汤调服平胃散、当归、芒硝。蛇蜕，《日华本草》云其"催生"，《本草纲目》就载用蛇蜕治"妇人产难"。平胃散乃燥湿健脾，行气和胃之剂，以之运脾行气开胃，消除腹胀、气喘，且扶后天之气。当归用尾，善活血祛瘀；芒硝苦咸，不仅咸软泻下，而甄权《药性本草》还云："能散恶血，堕胎。"故而服之，须臾胎下。是方之用下死胎而不伤正，瘀血去而新血生，脾运健而化源充。诚可谓善治之良医也。

产后发热

病案　气血两虚

　　瓜镇曹实甫令眷，年将三十，产后二日忽恶寒发热，头痛身疼。医误作伤寒，断食三日，汗大出而热不退，更增烦躁。实甫具病状问治于镇江何嗣充先生，何答曰："产后以大补气血为主，虽有他疾，以末治之，药用参、芪、归、术、茯苓、炮姜、麦冬、五味、甘草。"实甫复呈方于前治之医，斥之曰："老朽已聋瞀失时，此等伤寒热证，岂堪补耶？"又任其专治七日，则发热愈炽，而脉愈大。暮夜招郑重光诊，脉散大，呻吟狂躁热渴，扬手掷足，几不欲生。予曰："产后虚烦，急须温补，发药加参。"实甫以何药相示，药竟相同。遂放心与服，服毕即安卧，次日脉敛热退。(《素圃医案》)

【解析】此系明末清初丹徒名医何嗣充先生治一产后发热验案。嗣充先生，名应载，字坤甫，江苏丹徒人，世医之家，其术甚精，以名医荐，曾职太医院院判。仲景师《金匮要略》有"新产妇人有三病，一者病痉，二者病郁冒，三者大便难"之说。本案产后二日，忽恶寒发热，头痛身疼。故医乃以为"新产血虚，多汗出，喜中风"而诊为"伤寒"也。然施治无效，反"汗大出而热不退，更增烦躁"。故病家则问于何先生，先生以"产后以大补气血为主，虽有他疾，以末治之"为言，出方供用。然前治之医拒之，仍以"伤寒"病治之，以致疏散太过，气血更虚，阴不敛阳，虚阳外越，出现"发热愈炽，而脉愈大"之危候也。病家不得不另择他医。他医郑先生与何先生不谋而合，主投补益气血之剂，服后即安卧，次日"脉敛，热退"，挽回生命矣。本案产后恶寒发热，头痛身疼，实是虚人病表，当健其中，以补益气血之虚为要，解表次之。李杲先生之补中益气汤，后世归芪建中汤等方剂化裁悉主本病。由之不难得出，医者临证不仅要尊经而不拘，崇古而不泥，还要擅于兼听不同意见，敢于否定自己，汲取他人

◎妇科病案

之长。

产后发狂

病案　痰蒙心窍

丁姓妇，产后神昏，谵语如狂，恶露仍通，亦不过多。医者议攻议补不一。金尚陶前辈后至，诊毕曰："待我用一平淡方，吃下去看。"方用橘红、半夏曲、胆星、石菖蒲、茯神、旋覆花各一钱，一剂神气清，四剂霍然。（《女科医案选粹》引《沈尧封医案》）

【解析】此系清代名医金尚陶先生治一产妇谵狂案。金先生，里贯未详。妇人产后气血虚，仲景《金匮要略》言有三病，病痉、郁冒、大便难；其次产后，恶露不下，瘀血内停，致蓄血发狂。该产妇恶露仍通，而神昏、谵狂，或攻或补，众医举足不定。金先生有素望，诊后谦言，"用一平淡方，吃下去看"。本方实由《济生方》涤痰汤（半夏、橘红、胆星、枳实、茯苓、人参、菖蒲、竹茹、甘草、生姜、大枣）化裁而成（《女科辑要》称之"六神汤"）。其据证以为是痰浊蒙蔽心窍所致，故取橘红、半夏、胆星、旋覆花涤痰，菖蒲、茯神开窍宁心。药证相吻，是以一剂即神清，四剂而瘳也。由本案可见医者临证要据证而论，切忌依样画葫芦，拘经刻舟，有是证，即用是药，辨证施治。金氏有胆有识，不愧名家也。

产后脏躁

病案　心胆虚怯

一妇产后，瞑目不语，悲伤哭泣。孙诊曰："脏躁证也。"药下亦平复。(《重修什邡县志》)

【解析】此系清代四川什邡县名医孙介嘏先生治一产妇脏躁证之医案。孙先生为清·乾隆什邡县人，善医，崇仲景、东垣之学，医术甚精，著有《脾胃续论》一卷，惜未梓行。本案产妇，病瞑目默语，悲伤哭泣，中医谓之"脏躁"，西医谓之"产后抑郁症"。仲景《金匮要略》早有论治："妇人脏躁，喜悲伤，欲哭象，如神灵所作，数欠伸，甘麦大枣汤主之。"孙氏对之是否即仲景师所主方药，未载之，但病者服后即愈，究其崇仲景之学，谅非异药。

杂　　症

病案 1　望诊断孕（老年妊子）

守备黄某继室，年且五十三，妊期已过，体殊不适，虽名医亦茫然不知何证。尹扬入门，见其额光夺目，唇左润如珠，即向黄揖曰："夫人麟珠结半月矣。"逾十月，产

男。其神验多如此。(《桂平县志》)

【解析】本系清代广西桂平县名医程尹扬先生望诊一高龄妇人怀孕之案。程先生为桂平县军陵里官河村举人,颇精医学,古今方书,无所不览,治病多效验,富有医名,著有《验方》四卷,卒年七十一。本案是程先生以望诊而断高龄之妇已孕,其见该妇"额光夺目,唇左润如珠",即向其主人贺喜。《难经·六十一难》有:"望而知之谓之神……望而知之者,望其五色以知其病。"程先生望妇人额部光亮夺目,为气血旺盛。额部,即天庭,天庭位高,主阳气。其光亮夺目,岂不阳气充,气血旺盛乎?妇人唇左润如珠,《灵枢·五色》云:"面王以下者,膀胱子处也。"指鼻下上唇主妇人子宫病变。女子以左为顺,其色润如珠,说明该妇子宫内气血充盈,寓子于内也。故程先生向黄揖曰:"夫人麟珠。"是案诚显程医望诊之功底,谓之"神"矣。该妇已年五十三岁,一般而论,已过生育期,但亦有个别体质强健,天癸未竭,月事以时下,故亦有生育者,不过罕有已。

病案 2 孕妇舌出不收

一孕妇舌出不能入,先生以珠敷其舌,令作临蓐状,使人扶之;另使一人执大盆向室内猛力掷之,砰然一声,妇人不知所为,一觳觫间舌已入矣。(《清河县志》)

【解析】是为清代清河县名医裴鸿志先生治一孕妇舌出不能入证之治验。裴先生,字广涵,清河县李家庄人,性敏好学,因母病而弃儒学医,学有所成,医术甚精,名播退迩，著有《奇证集编》三卷，《五诊脉法》两卷藏于家，享年八十五岁。本案孕妇病舌伸而不能收，裴先生诊察后，乃以情治法施治，即先生以珍珠粉敷舌上，令病者做临盆预产状，而使人扶之，另使一人执铜盆向屋内掷之，砰然之声惊动孕妇，不知所措，而舌收矣。为何？舌上敷珠，以珍珠安神镇惊，防盆掷地之声惊伤胎气；以人扶之，以防惊伤摔跌，起保护作用。《内经》云"恐则气下""惊则气乱"，以惊恐之情志变化，俾孕者舌收入。舌乃心之苗，脾之外候，孕中因心脾经之热盛上扰，而以惊恐肾志治心脾之舌病也。妙哉！奇案也。

◎妇科病案

儿科病案

发　热

病案1　暑入阳明

文参军之子患暑证，初微恶寒，后壮热汗出，嗳气腹胀，口干渴，面肿头痛，大小便少。医用葛根、桔梗、制半夏、薄荷、佩兰、赤苓、通草、杏仁、芦根等药，渐觉气急神昏。裕封诊之，谓"脉大舌黄，是白虎汤证也"。投一剂，诸证皆减，改用鲜石斛、黄连、生甘草、金银花、瓜蒌实等味而瘥。（《冷庐医话》）

【解析】此系清代浙江临海县名医洪裕封先生治一暑温证之验案。洪先生，字菉园，临海县人，举于乡，精医理，其治病，每以经方获效。本案为一暑温证，初微恶寒，后状热汗出，口干渴，面肿头痛，大小便少，脉大舌黄。与仲景《金匮要略》所云"太阳中暍（暑），发热恶寒、身重而疼痛""汗出、身热而渴"相合，属阳明气分热盛，具"大热、大汗、大渴、脉大"之白虎汤证，故洪先生投一剂，而诸证皆减。前医之治，以葛根、桔梗、半夏等，病未减轻，反出现加重而"气急神昏",系为辛凉疏散表邪,芳化利湿和胃之剂,以致气分热盛津伤未解,反疏散利湿而伤津,令内热更炽而气急神昏也。病人始病出现"嗳气腹胀""面肿头痛",亦是胃阳明经热盛所致,胃热内盛,内则腹胀,气逆则嗳气,循其经上头面则面肿头痛也。证情好转后,又投之石斛、黄连等药以清余热,养胃阴,俾暑热退而正气复也。

病案 2 气郁发热

某氏子,七八岁,病午后发热,至夜则退,以渐而甚。以外感、食积及疟疾治之,皆不效。和视之曰:外感则常热,热止于午后非外感,疟必先寒,伤食则舌苔厚,皆非也。此阳气不运之证。人身之气,昼行阳二十五度,夜行阴二十五度,气行至阴而气之少减,则滞于血,而热作矣。以香附、檀香、广皮、郁金、木香令于午前服之。二服则热减,四服而愈。(《扬州府志》)

【解析】本案系清之扬州名医杨和先生治一小儿气郁发热之验案。患儿病午后发热,至夜即退,且渐加重。前医治后无效,延杨先生诊治,先生以卫气之运行释之,认为卫气少减则滞于血,而热作,即气滞血涩,郁结发热。以香附、檀香、陈皮、郁金、木香煎煮,于午前服之。诸药有行气解郁,理气活血之功,气行则血行,气血流畅则热退矣。午前服药,即在发热之前服,以令药及时发挥作用。该病午后发热,前医从外感、食积、疟病多方施治无效,杨先生不蹈前辙,另辟蹊径,从理气解郁行血入手,真高明神医也。朱丹溪先生曾在《丹溪心法》中记载"气血冲和,百病不生,一有怫郁，诸病生焉。故人身诸病，多生于郁"，小儿少阳之体，升生之气旺，气旺不疏则生郁，气郁血滞则生热。午后乃申酉之时，金制木也，是以热于午后而发焉。

病案3　阳明太阳兼证

清溪县令钟文叔之子病，其证但发热不恶寒，足冷若冰，鼻衄，无汗，面黄肿，必清拟白虎汤（石膏、知母、粳米、甘草）加桂枝、柴胡为治。钟云："犬子鼻衄，用桂恐不宜。"必清答道："早用早瘥矣，今始用五分，次日用桂四分。"服之果愈。后必清分析方药，曰："白虎汤清阳明之热也，其但热而不寒，是阳明之热象；足冷，是太阳病变所致，无寒不汗，鼻衄是不能达表之故，因柴胡、桂枝通其表，则热不得郁，故可获效也。"（《荥经县志》）

【解析】此为清末四川荥经县名医谭必清先生治阳明太阳兼病之验案。本案为一小儿病发，但热不寒，鼻衄，无汗，面黄肿，足冷若冰。谭先生诊之，投以白虎汤加桂枝、柴胡为治，认为阳明太阳兼病，以白虎汤清解阳明经气分之但热不寒者，用桂枝、柴胡解表，以通达太阳膀胱经之上下，俾内热不郁，上下温通，而足冷却，鼻衄止矣。服之果愈。病家对服桂枝曾执有异议，何也？该儿以阳明内热为甚，但热不恶寒，属阳盛，桂枝为辛甘温药，《伤寒论》有"桂枝下咽，阳盛则毙"论，故疑之。谭先生谓："早用早瘥。"并释之"足冷，是太阳病变所致"，即太阳经病未尽也，无寒、不汗、鼻衄是表邪未解所致。故加用柴桂二药既通解其表，且又热郁发之。一举两得，不可不谓运用经方已出神入化，仲景之传人也。

病案 4　阳明腑实

同乡梁氏子，患大热未发也，往视之，曰："此大承气汤证也。"然不发则药不能攻，乃先令吞黑锡丹三十粒，而煎大承气汤待之，食倾果发狂，灌之大承气汤，始复贴然。（《广州府志》）

【解析】是案为粤之岭南名医崔必钰先生治一高热发狂之治验。患儿病大热未发，即指热盛谵语，大便秘结所致未发作的阳明腑实证。崔先生欲攻下以釜底抽薪，俾便通热退之。然燥、实、痞、满大承气汤之四大证未全，乃令服黑锡丹三十粒，黑锡丹为温肾散寒，降逆平喘之剂，由黑锡、硫黄、沉香、木香、茴香、阳起石、葫芦巴、破故纸、肉豆蔻、金铃、附子、肉桂组成。小儿服之则助阳生热，使其内热积滞加重，火上浇油，促大承气汤证俱，故服后热迫神明，谵语发狂焉，于是灌之大承气汤，则病瘥。此乃奇异之治，病未至极，医使令之极，后药之而治。岂不令人费解？非胆识过人者不可为也，吾辈还宜戒之，慎之，不宜效仿。

寒　厥

病案　寒中厥阴

同里唐氏子，才二龄，中寒发厥，一昼夜不醒，医皆

束手。绅视之，曰："此易耳。"投以生姜、干姜、黑姜三味，二鼓后得啼声，遂愈。(《黎里志》)

【解析】本案系清吴江名医诸葛绅先生治一小儿寒厥证之验案。诸葛先生，字缙成，吴江黎里人。家贫少孤，入塾，师怜之，授以岐黄书，乃矢志为医，以小儿科成名，年七十余卒，子孙承其业。该案唐姓小儿两岁，中寒发厥，不省人事，延诸葛先生诊治，投以生姜、干姜、黑姜治愈。《伤寒论》云："凡厥者，阴阳气不相顺接，便为厥。厥者，手足逆冷者是也。"中寒发厥，即寒厥证，治当辛温散寒，温中回阳救逆。先生取生姜辛温散寒解表，温胃止呕，干姜、黑姜（即炮姜炭）辛热温中暖脾，回阳救逆，并能温中止泻。三药合之内外之寒邪皆除，脾阳振则手足温，其厥自退矣。诸葛先生仅一姜药救小儿于水火，诚不愧为儿科名医也。

鼻　衄

病案　气随血脱

乡人范玉林，年已十多岁，患鼻出血，出血过多，面色苍白如纸，四肢厥冷，脉细无力。前医用止血凉血药未见效，请金先生诊治，即用大剂人参、附子（即参附汤），使病人转危为安。(《金子久小传》)

【解析】此为清代浙杭名医金子久治小儿鼻衄之验案。

小儿十余岁，稚阴稚阳之体，青春正旺，生机勃勃，不慎衄血，且出血过多，乃致气随血脱，出现"面色苍白如纸，四肢厥冷，脉细无力"，成为阴不敛阳之亡阳欲脱证。前医用止血凉血药乃误治也，药不对证，反损阳气。明·李中梓先生有言"气血具要，而补气在补血之先""阴阳并需，而养阳在滋阴之上"。清·程国彭先生更明言："有形之血不能速生，无形之气所当急固。"金先生诊之，即以大剂参、附，回阳益气固脱，阳回气固，气能摄血，自然血止矣。是以病人转危为安，救患儿于水火也。

咳　嗽

病案　肺热阴伤

　　王玉树之子七岁，感冒咳嗽，国行与小青龙汤（麻黄、桂枝、五味子、细辛、半夏、干姜、芍药、炙草）服之。然王氏不遵医嘱，致病时愈时复。归家后更换数医，皆用刚燥之剂，延十数日，酿成百晬嗽，涎中带血，口渴身热，两足微冷，脉沉而数。国行诊之，以为证明肺经有热，嗽呕时作，阳气上奔，故足冷。不清肺经则邪热不除，清肺热则阳气受伤，反复权衡，惟仲景之猪苓汤（猪苓、滑石、茯苓、阿胶、泽泻）一方，引燥气入泉方妥。然犹恐不对证，姑以轻剂试之，稍安后，乃更以重剂进之。服后足温症减，再自拟黄芩知母汤加味，服两剂，诸证悉平。（《合

【解析】此系清·合州名医莫国行先生治一小儿久嗽验案。患儿始为感冒咳嗽，莫先生施以小青龙汤，但病家"未遵医嘱"，以致病"时愈时复"，并易医改服"刚燥之剂"，俾病日久，咳嗽不止，且痰中带血，口渴身热，足冷，脉沉数诸症生焉，即成了仲景《伤寒论》所说的"坏病"。病家不得不再求莫先生诊治。莫氏据证，思之再三，投仲景师之猪苓汤，是方乃育阴清热利水之剂，以猪苓、茯苓、泽泻淡渗利水，滑石清热利水，阿胶滋阴润燥，养血止血。患儿久服"刚燥之剂"，稚阴受损，肺热津伤，不仅口渴身热，且热伤肺络，而痰中带血矣。阴虚内热于上，阳气不能下达，阴阳失媾，故上热下寒，出现"两足微冷，脉沉而数"也。取猪苓汤者，关键是用阿胶滋阴润燥，养血止血，以金水相生，标本兼治，固本也；用滑石之甘淡清热不伤阴而导热下行，与阿胶而水火既济也；猪苓、泽泻、茯苓甘淡健脾利水而消痰也。是以服后"足温症减"。后以黄芩知母汤加味，意在清余热养肺肾之阴，以复患儿稚阴稚阳之体。由之可见莫氏乃学验俱富，善用经方之高手。

呕　吐

病案　胃阴不足，胆胃失和

　　方姓子，痘后身弱，吐乳，寒热不宁。和用白芍、茯苓、乌梅水、甘蔗汁，温服，入口，吐即止。他医用药即吐者，肝木克土，补土而不治肝，吐何能止？故先以酸平木，所谓以酸收之，以甘缓之也。(《扬州府志》)

【解析】是系清之扬州名医杨和先生治一小儿痘后吐乳之治验案。患儿痘（指天花）后身弱，吐乳，寒热不宁。前医用药仍吐不止，延杨先生诊之，以白芍、茯苓、乌梅水、甘蔗汁温服而吐止，即以甘酸之品治愈。先生释之，认为该儿吐乳等系肝胃失和所致，前医用药补土而不治肝，故吐不止。今治先以酸平木，以酸收（敛）之，以甘缓（急）之，即柔肝缓急，和胃止呕。用白芍、乌梅之酸敛肝柔肝，以泻其有余，茯苓、甘蔗汁之甘以和胃养脾并缓解肝之急。此正《素问·脏气法时论》所云"肝欲散，用辛散之，酸泻之""肝苦急，急食甘以缓之""脾欲缓，急食甘以缓之，甘补之"的具体运用。小儿痘后身弱，即气阴两伤矣。小儿为少阳之体，升生之气为本，气阴受损，少阳偏亢，故胆胃失和，出现呕吐，不食，寒热往复等，每为多见。杨先生之治颇和实际，若气弱显者，加用太子参以及少许洋参，又多所用。

食　积

病案　果寒气滞

一儿多食果，腹胀，医罔效。光取桂麝瑞香三味丸

（肉桂、麝香、瑞香），服之立愈。众医问之，道光曰："独不闻果得麝则落，木得桂而枯，瑞香为百花妒乎！"（《平湖县志》）

【解析】此为明代嘉兴地区名医陆道光先生治一小儿腹胀之医案。陆先生，号明阳，浙之平湖人，世医之家，父陆金，即有盛名，其精幼科，医名遐迩，著有《陆氏金镜录》。本案治一小儿因食水果太过而腹胀，治以桂麝瑞香三味丸而愈。众医不解，陆先生以前人经验释之："果得麝则落，木得桂而枯，瑞香为百花妒。"宋·严用和《济生方》早有桂香丸（肉桂、麝香）治大人小儿过食杂果，腹胀气急的记载。《本草纲目》载《经验方》仅以肉桂末为丸治大人小儿食果腹胀。瑞香花又名雪地开花，甘、咸，性平，有活血止痛之功，其香之烈为众花逊之，故遭妒也。陆先生以三者为丸，辛香温通，行气消胀，醒脾开胃，故该儿果积之腹胀立效焉。足见其阅历和学识非凡也。

泄　泻

病案　寒湿困脾，脾肾阳虚

适会县令徐某之子，夏月泄泻，服清暑利湿药不效，渐而发热不食，神疲息微。延星槎诊，乃曰："此寒湿伤脾，阳虚欲脱，宜温药以救。"因予附子理中汤，（附子、人参、干姜、白术、炙草）徐疑而怯服。瀚曰："此生死关头，没

有疏虞，后悔无及。"服之果愈。(《浙北医学史略》)

【解析】是为清浙北名医陆瀚先生治一小儿泄泻之验案。陆先生，字星槎，浙江桐乡人，少好学，服官化县令，因多病兼览医书，久而精其术，年老悬壶于会城，名噪于世，著有《制方赘说》行世。本案小儿夏月病泄泻，先服清暑利湿药不效，且病情加重，出现"发热不食，神疲息微"。此一般医者常规之治，以为夏日贪凉饮冷，暑湿为患，"湿盛则濡泄"(《素问·阴阳应象大论》)，故服清暑利湿药也。然而药之无效且病转危重，实不晓夏月贪凉饮冷，暑湿之气亦能伤阳耗气。《素问·刺志论》云："气虚身热，得之伤暑。"湿为阴邪，易伤阳气，脾阳受损，运化失权，故"湿胜则濡泄"。是以陆先生诊曰："寒湿伤脾，阳虚欲脱。"即脾阳不振，气虚欲脱。乃施附子理中汤，以温中祛寒，益气回阳，健脾止泻。方出病家犹豫怯服，是受"常规之治"影响，陆先生以利害言之，方得服药，药后果愈。是案之治，看似简单，实非易也。一要认证准，不落俗规；二要以病家为己病，敢于为病人负责。诚可见陆先生不仅医术高超，而且医德高尚。

黄　汗

病案　湿热蕴蒸

王某之女，年十二岁，偕母归宁山，行不数里，面忽肿，自发际至耳项，闭目合口，莫可名状，泪如槐汁，面如涂墨，光滑可鉴。众医骇然，或投以理风解毒之品，则肿益甚，束手无策。福泰诊之说："此夏秋湿气大行，湿热相搏，人感之而为肿，甚则蕴久化火，火灼而为黑。不然，何以泪出黄汗，与胆汁无异耶？"诊断令人皆服，乃进茵陈蒿汤（茵陈、山栀、大黄）、五苓散（茯苓、白术、泽泻、猪苓、桂枝），服之即获良效。(《德阳县志》)

【解析】是为清朝四川德阳县名医姜福泰先生治一小儿黄汗病案。姜先生，字阶平，其继父业，且青胜于蓝，父子皆享盛名，为德阳县名医，其著有《医学辑要集验方》行世。本案患儿于暑秋之季外出，感受湿热之邪，湿热之邪内外相蒸，外则致头面目肿痛，内则蒸熏肝胆，令胆汁外溢，而黄汗出。《金匮要略》云："黄汗之为病，身体肿，发热汗出而渴，状如风水，汗沾衣，色正黄如柏汁。"患儿头面目肿，泪如槐汁，与黄汗同也。湿热相搏，热胜则肿，湿胜则发黄，故治取茵陈蒿汤合五苓散，既清热通腑，又利湿消肿，俾湿热之邪从前后二便出之，是以服后即获良效。众医投理风解毒之品无效，系不识病机为湿热相搏所致，疏风散表、清热解毒之品非治湿热之剂，仲景师有言："诸病黄家，但利其小便。"后世张元素更明言："治湿不利小便非其治也。"故理风则肿益甚，解毒则湿不退，岂不束手无策乎？

惊　风

病案1　惊风先兆（心火上炎）

谢蕴山生子甫三月，气嘈吐乳，日抽数十度，面青色，无泪，下泄青沫，闻声掣跳。医以惊风治之，不效。和诊之曰："非惊也，先天肝肺不足，魂魄不定，而心火上炎也。"治以犀角地黄汤（犀角、生地、赤芍、丹皮）加琥珀、珍珠而愈。（《扬州府志》）

【解析】此为清代扬州名医杨和先生治一婴儿抽动证之验案。本案为三月婴儿，上吐乳，下腹泻，面青，肢抽动，闻声抽甚。他医以惊风治而无效。延杨先生诊治，认为"心火上炎"所致，投犀角地黄汤加琥珀、珍珠而愈。何也？惊风之证，中医有急、慢之分，但皆以角弓反张、戴眼、四肢抽搐、昏迷等为主症，该婴仅见抽搐，他无，故杨先生曰："非惊也。"小儿抽动，虽动属风，但发病原因有别，此由心营热盛，血分受灼，神魂不宁；心火肝木相传而身抽动，面青闻声掣跳；若心火胃土相传则见上吐下泻。故该婴之证实未发展成为惊风，但已见热盛生风之征兆，仅投清热凉血，安神镇惊之轻剂遂已。杨先生为儿病专家，其对小儿惊风之诊治颇丰经验，对之轻重缓急，了如指掌，游刃有余，是案即是明证。

病案 2 脾虚风动

尝有小儿患惊风，死半日矣，心头悉热。殿策曰："此儿不死，误服庸医镇惊丸所致耳。"亟用加减五味异功散灌之，逾时苏。（《杭州府志》）

【解析】本案为清杭州名医金殿策先生治一小儿惊风误治之验案。金先生，字廷采，浙江海宁人，医术精湛，以儿科为擅，尤有盛名。是案小儿惊风，因医误治而险死。小儿惊风证，是中医儿科素往所云"麻（疹）、痘（天花）、惊（风）、疳（积）"四大证之一。其为一种证候，凡临床上出现频繁的抽风和意识不清者，即称惊风，儿童时期为多见之，惊风证会见于多种疾病。中医对本证之认识，分为急、慢惊风两种。该案是否为急为慢者，仅从施治结果逆推而分析之。"患惊风，死半日矣，心头悉热"，金氏认为"误服庸医镇惊丸所致耳"。镇惊丸，属重镇安神，息风化痰，清热止痉之类药，是治疗急惊风者。治急者药为误，而金氏投加减五味异功散而苏醒，五味异功散（人参、白术、茯苓、炙草、陈皮）是益气补脾，理气开胃之剂，故而可知，金先生认为该儿病属慢惊风者，系脾胃虚弱，肝木无制而病。是以服益气补脾，和胃扶中之药而脱险。慢惊、急惊治异霄壤，不可不慎也！医者，性命所托，学艺不精，岂不草菅人命乎？！

狂　症

病案　阳明热盛

有胡氏女，年十三，病热发狂，缘木升高，跳梁反常性。王形上者，亦杭之良医，下石膏一两，明日倍之，明日又倍之，跳梁如故。公望曰："可救。"用石膏至一斤，疾愈。(《杭州府志》)

【解析】此系清代杭州名医吴公望先生以重剂石膏治愈病热发狂案。十三岁小儿，病热发狂，此正若《素问·至真要大论》所云"诸躁狂越，皆属于火"和《素问·生气通天论》所云"阴不胜其阳，则脉流薄疾，并乃狂"。患儿稚阴稚阳之体，病热伤阴，阴不胜其阳，火迫心神，神明不主，昏乱发狂，故"缘木升高，跳梁反常性"。热者寒之，大热则大寒之。其治以石膏，石膏本大寒，不仅善清泻肺胃之热，而《大明本草》亦云："治天行热狂。"《普济本事方》鹊石散治伤寒发狂，逾垣上屋。即以石膏为主药施治，是案石膏大剂重用达一斤，病方愈，可谓罕少，亦足见公望先生，临证经验颇富，不愧为胆识兼备之良医。

◎儿科病案

急　救

病案 1　脾气虚衰

癸丑（1854 年），有舵工子夏患疮疡，医投苦寒之品，致秋渐至浮肿，继延幼科，更进利导，肿势日甚，病及半年，仅存一息，绝食已两日矣。其父上市镇市棺，将为待死计。或谓毛知医，遂踵门求治。往视之，肿势已甚，面目几不可辨，脉亦无从据按，因思病久必虚，且多服寒凉，脾土益衰而及于肾，肾水泛溢，三焦停滞，水渗皮肤，注于肌肉，水盈则气促而欲脱。拟进独参汤以助肺气，盖肺主一身气化，且有金水相生之义也。乡间无从觅参，乃以白术一两，令浓煎徐服，尽一器，喉间痰声渐退，于是叠进六君（人参、白术、茯苓、陈皮、半夏、炙草），重用参、术，甫半月而肿尽消。（《墨余录》）

【解析】本案为清医毛祥麟先生之治一疮疡之验案。毛先生，字瑞文，号对山，上海人，监生，官浙江候补盐大使，善诗画，精医术，著有《对山医话》《墨余录》《达生篇详注》等，年八十而卒。是儿因疮疡，医投苦寒解毒消疮之品，当属正治。《内经》云："诸痛痒疮，皆属于心。"心属火，其化热，故疮疡皆属于心火也。《内经》又谓"热胜则肿""热胜则肉腐，肉腐则成脓"，当治以清热解毒，苦寒疗疮之芩、连、金银花、连翘、地丁之类也。其误在服之日久，苦寒之品伐胃伤阳，再进利导二便之品，脾胃受损则土虚气弱，水湿不运，乃病水肿。土虚则肺金亦虚，土虚不制水，又致肾水泛溢，三焦水道停滞，故致肿势更甚，面目几乎不可辨，病危旦夕。张景岳云："盖水为至阴，故其本在肾；水化于气，故其标在肺；水惟畏土，故其制在脾。"毛先生据证而从中焦脾土论治，无论独参汤，还是一味白术以及六君子汤等皆为益气补脾，温健中土之治也。是以其效颇佳。

病案 2 脾肾两虚

张氏子，病夜热口渴，已而发疹，医断其乳食，下之则泄泻气促。和视之曰："气血两虚之证，宜理阴煎（熟地、干姜、当归、炙草，或加肉桂少许）。"服之，神少苏，泻不止。和曰："气不固也。"加人参、附子，更服四神丸（补骨脂、吴茱萸、肉豆蔻、五味子）而愈。或认疹毒伤肺，热遗大肠误矣。（《扬州府志》）

【解析】是为清之扬州名医杨和先生治一发热出疹误治后致气血两虚之治验。患儿病发热口渴，已而出疹（当属小儿麻疹、痧疹之类病），前医误用下法致泄泻气促，昏迷而病笃重。延杨先生诊视，诊为"气血两虚之证"，施张景岳之理阴煎，以补益阴血，温中助阳之治，服后心神见苏，仍泻不止；以为气虚不固，加参、附以益气回阳固脱，并服四神丸，暖肾止泻而愈。若以麻疹、痧疹而言，乃疫毒所致发热，口渴，出疹。初期皆宜疏风清热，凉营透疹。中医先哲尝云"疹宜提透"，不可用下法，下则令疫毒内陷，且伤正气，正不胜邪，则变证蜂起。本案即如是，误下邪陷正伤，病由阳转阴，泄泻不止，神昏气促，气血两虚也。故杨先生以理阴煎救真阴之损，继用参附益气回阳固脱，以及暖肾止泻，方救患儿于水火也。杨先生诚不愧为儿科名家哉！"或认疹毒伤肺，热遗大肠则误矣"，此语说得好，是在将本案之治与麻疹逆证致疹后下痢加以鉴别。疹后下痢是麻疹之毒内陷，下移大肠，致腹痛下利，便带脓血，里急后重，烦热口渴等，是为热毒阳证，不可不辨！

病案3　水寒凌心，阳不化水

嘉庆戊辛（1798年），湖乡世医刘竹园孙，失水捞起，神昏，肿胀，便闭，用化痰、安神、开窍等剂，经旬不效，日见危笃，附近医生皆束手。乃延芹舫往治。舫按其脉象和缓，盖缘饮水多，阳气为水所伏，寒水凌心，故神昏不语；气寒不化，故小便不通。且心与小肠相表里，若通，病当自已。五苓散重用姜桂以通神，滑石以利窍，一剂而小便下，熟睡一昼夜，而病若失。(《大埔县志》)

【解析】此系清广东大埔县名医张芹舫先生治一溺水验案。本案为一小儿溺水后，出现神昏，肿胀，尿闭，经多方治疗而病未痊且见日重。张先生诊后认为病由寒水凌心，阳气被遏，气寒不化所致，故拟《伤寒论》五苓散（白术、茯苓、猪苓、泽泻、桂枝）加生姜、滑石主之。五苓散为温阳化水，渗湿利尿剂，且加重桂枝合生姜用量，以助温通阳气之力，振心阳以醒神，助术、茯、猪、泽、滑石以化气利尿渗湿，俾小便"气化则能出矣"。心阳振，则寒气退，神窍开；小便利，则肿自消，病若失也。辨证准，用药精，疗效捷，诚不愧"耕意堂"之杰作也。

病案4　跌惊倒视

一小儿坐高处，悬跌于地，瞳人倒视，见房舍皆翻复。恺令有力者，将小儿颠倒数次，其视则顺。(《鄱阳县志》)

【解析】此系明季江西鄱阳县名医张恺治一小儿倒视之验案。张先生生于世医之家，秉承家学，善疗奇疾，亦有盛誉。本案小儿跌坠于地，出现视物颠倒现象。先生令人将小儿头足颠倒数次治之，则病愈。本案小儿跌坠后，实无筋骨受损，亦未昏迷，方可施此法。其跌坠是受惊恐也，以致视物颠倒。《素问·举痛论》有"恐则气下""惊则气乱"之论，心神不定，其视物不清，上下颠倒，以及复视双影，皆会出现，待活动后神定，而自复如常也。张先生深晓此理，曾治不少奇案。如县志中还记载其以意治愈一女子呵欠而两臂直上不能下，"令其母解女子裙襦，坐寝室，乃扬言医入，女忽执手下掩体，举动遂如故"。用恐怒之志以治病。可见誉其"善疗奇疾"不虚哉！

五官科病案

鼻 衄

病案 热灼血络，气随血脱

市桥谢建勋，患吐衄证甚急。延至则以人参、生地、大黄、朱砂作方，通市哗然，不肯与药，必钰力持之，衄亦竟止。(《广州府志》)

【解析】此为清季粤之岭南名医崔必钰先生治一鼻衄验案。患者鼻衄出血较甚，崔先生以人参、生地、大黄、朱砂四药书方，但肆不肯取之，竟至全市一片哗然，即持否定是药之意。先生力主服此药，服后则衄止。何故？该鼻衄者，为之"甚急"，即出血量大，其势急。火热上扰，迫血妄行是其一，出血过多，气随血脱是其二，病势之急，则心神不安是其三。其治一要凉血泄热，令火下行而止血；二要益气固脱而止血，所谓气能摄血；三要安神定志。故取生地清热滋阴，凉血止血；大黄苦寒泻火凉血、通便，釜底抽薪，导热下行；人参大补元气，益气摄血；朱砂镇惊安神，宁心定志；共同达到鼻衄止之目的。药仅四味，弹无虚发，各司职守，诚不愧为名医上工也。

喉　蛾

病案　风热上扰，蕴热壅喉

　　一喉蛾患者，当时已滴水不饮，又被庸医误诊，病情颇为严重。老残诊为"火不得发，兼之平常肝气易动，抑郁而成"。遂用甘草、苦桔梗、牛蒡子、荆芥、防风、薄荷、辛夷、飞滑石等八味药，并以鲜荷叶为引，方名加味桔梗汤，病人服药三四天后，即痊愈，复好如初。(《老残游记·第三回》)

　　【解析】此为清季江苏名人（文人兼医者）刘鹗先生治一喉蛾验案。刘先生，字铁云，号洪都百炼生，江苏丹徒人，少精数学，善读书，但性放旷不守绳墨，并擅岐黄术，曾悬壶行医于扬州，文学方面著有《老残游记》，医学方面著有《要药分剂补正》《人命安和集》等。本案即刘先生治一喉蛾证之案例，喉蛾，今西医称为"扁桃体炎"，该患者始发病咽喉肿痛较甚，滴水难咽。先生诊之，认为"火不得发""抑郁而成"，投《伤寒论》桔梗汤加荆芥、防风、薄荷、牛蒡子、辛夷、滑石治之，且自命名加味桔梗汤。桔梗汤治咽痛，兹不赘言，又加用可"火郁发之"之荆芥、防风、辛夷、薄荷等，辛散其郁火，用牛蒡子、薄荷、辛凉解毒利咽，再合滑石甘寒清热利尿，并以荷叶为引，俾

◎ 五官科病案

火热之邪上而散发，透热于外，内而清解利尿，令热从小便而出之。上下分消其热邪，可谓善治者也。由之可见刘先生多才多艺，真名人儒医焉！

目　赤

病案 1　肺寒气弱

李氏邻女患目赤来诊，至时目睛突出，红根布满，痛不可当。必钰定睛看之，是红根旁有白气，曰："此虚证也，再服凉药则盲矣。"乃重用细辛而愈。（《广州府志》）

【解析】是为清代粤之岭南名医崔必钰先生治一目赤肿痛之验案。目赤肿痛，有虚实之别，一般多以实证为主，主要由猝感时气邪毒，加内有肺胃积热，内外合邪，交争上攻于目而成；或者由外感风热之邪突袭，起病急骤，而致二目红肿热痛。治以疏风清热，凉血解毒，服用辛散寒凉之方药，如银翘散加减，泄热黄连汤加减等。虚证较少，一般多见于老年人，或肝肾阴虚，虚火上扰于目；或脾虚气弱，湿热内蕴，上扰于目，出现二目红肿。治之则或养阴清热，或补脾除湿，如杞菊地黄汤加减，连翘饮子加减等。本案病女目赤肿痛已服清热疏风之凉药，但未效，故求诊于崔先生。先生视之，其眼红根（丝）旁有白气，辨之为虚证。以大剂细辛服之而愈，诚神医也。中医以五轮学说论目疾：肉轮（眼睑）为脾所主，血轮（两眦）为心所主，气轮（白睛）为肺所主，风轮（黑睛）为肝所主，水轮（瞳神）为肾所主。患女目红肿痛，红根旁有白气，当病在气轮处，说明其目气轮（西医谓之巩膜）赤白相间，且赤色偏暗，为肺虚寒所致。故取细辛为治，细辛辛温，入肺、心、肾、肝经，以散寒止痛，温肺化饮为长，李时珍谓其"辛能补肝，故胆气不足，惊痫眼目诸病，宜用之"，即肝（胆）开窍于目，今目病在气轮，肺经气不足，用细辛温通助阳，俾肺金胜木也，足见崔先生之造诣甚渊也。

病案 2　肝火上炎

有人患双目更迭红肿疼痛，且不能视。炳能初出茅庐，细心研讨，认为肝风夹热所致，投钩藤、天麻、菊花、生地、丹皮、黄芩等药，一服而愈。（《简阳县志·方技》）

【解析】此系清四川简阳名医汪炳能先生治一赤眼证之验案。本案眼疾双目交替红痛，羞明，属中医天行赤眼证范畴（相当西医所谓急性结膜炎类）。汪氏辨证为肝风夹热所致。治宜清肝泄热，凉血明目，乃取菊花、黄芩、钩藤、天麻清肝热，息肝风，用生地、丹皮等凉血养阴以明目。服药一剂见愈，堪称效如桴鼓。

针灸科病案

肺痈

病案　肺热肉腐

　　曾见一咳见脓血者，谓"此木火刑金之肺痈是也，外无形而内患深"。时肺痈多主内服药，疗效尚不佳，但岜善循经取穴，具治却速愈。(《三台县志·方技》)

　　【解析】此为清四川三台县名医张岜善先生针灸治一肺痈病案。张先生，三台县毕月乡人，积学之士，尤熟史鉴，因举试不中，遂倾心于医，以针灸见长。本案即先生以针术治肺痈者，虽未列出所取具体腧穴，但已明其取穴原则，以"循经取穴"之治。所谓循经，即循手太阴肺经而取穴，无非取少商、太渊、列缺、孔最、尺泽等穴。少商，可以退热，止咳喘；太渊能止咳喘，疗胸痛，止咯血；列缺既能治咳喘，又能治头项疼痛；孔最善治胸痛，且能止喘咳，治声哑；尺泽不仅能疗咳喘，止咯血、胸痛，且尤能退热，虚实均可。就其诊曰："此木火刑金之肺痈是也。"其治循经取穴必取少商（井木）、太渊（俞土、原穴）、尺泽（合水）

三穴。针刺少商以泻（井）木之火热，针刺太渊以培（俞）土生金，又本《灵枢·九针十二原》其"五脏有疾，当取之十二原也"之治，针刺尺泽以壮（合）水制火，并能金水相生，故施治甚效。不失为颇有经验之针灸名医。

肿　瘤

病案　寒湿蕴结

郡中富姓，额患瘤，就诊于兆熊。兆熊熟视曰："子非贫者，素重保养，此证乃雨后惜一新鞋，或敝履行湿地，寒入足心，上升而结成者。若乡民惯跣足泥涂，则反无此病矣。"富姓异其言，告之曰："是。"兆熊乃炽炉炭烘针，一刺涌泉穴，血淋沥下，而额瘤已消矣。（《吴县志》）

【解析】本案系清江苏吴县名医顾兆熊先生治一额瘤之验案。顾先生，字啸峰，吴县光福镇人，家世业医，父介标公以疡科为擅，其秉承家学，技亦颇精，有盛名。该案为一头额部生瘤者，以火针刺涌泉穴放血治愈。顾先生认为系寒湿蕴结所致。其系富家形乐肥甘之体，内有痰瘀之潜，外受寒湿之袭，寒湿下受，而上行，内外结合而病肿瘤。恐其瘤当属阴性者，故先生以火针刺涌泉放血，涌泉穴位于足心，足少阴肾经之井穴。《灵枢·终始》云："病在上者下取之，病在下者高取之，病在头者，取之足。"其瘤在额，故针刺足下，从阴引阳也；施火针刺之，以除寒湿之邪，放血即祛瘀，又泻（井）病瘤之邪实也，是以其瘤得消。足见顾先生医学造诣颇深，针药兼修，堪称全科医生之典范。

急　救

病案 1　气血闭郁（委中放血）

有老妪往视女疾，途遇时荣船，亟呼求渡，因请偕往，至到，女已绝，乃复其身，以布沾井水，渍委中穴，刺血如涌泉，遂苏。（《松江府志》）

【解析】本案系明华亭名医陈时荣先生以放血疗法急救之验案。是案医至而病者已昏迷气绝，急以井水冷渍委中穴，刺委中放血，令血出甚而得苏醒。是用针刺放血疗法以急救。委中，乃足太阳膀胱经之合穴，《灵枢·邪气脏腑病形》云："五脏六腑之气，荥输所入为合。"并又云："荥输治外经，合治内腑。"足太阳膀胱经，行头项背脊之部，有五脏六腑之背腧穴，故委中穴之经气能通五脏六腑。以井水之寒气凝聚委中之气血，针而刺之，令血大出，以通畅脏腑之气血，气血畅，则心窍开而神苏也。其治真神哉，不失为医中圣手！

病案 2　风痰蒙窍（灸百会）

康熙乙亥（1695 年）春，建昌知府于讳翔汉，召俊彦诊母病，至闻已死。俊彦曰："虽然，不可以不视也。"趋视之，曰："是可救也。"令将顶发剪去一瓣，取陈艾灸之，复苏，用药调治愈。于曰："吾母死逾时，先生何以知其不死？"曰："观太夫人神色未变，特风痰贯顶也，故灸之。此因太夫人梳头时，使侍婢摇扇，久故受风耳。"于曰："诚有之，先生术何神也。"赐"国手佛心"匾额。(《南丰县志》)

【解析】本案为清江西南丰县名医罗俊彦先生治一风痰蒙窍之验案。罗先生，字光美，生于世医之家，学验颇丰，医名遐迩，深受民众赞誉。该案患者为建昌知府之母，病窍闭神昏。他人认为已死，罗先生视之曰："是可救也。"以陈艾灸顶（百会穴）而苏醒，再以药调其病愈。释其病因病机，认为是其梳头摇扇受风于外，内为脾虚痰浊阻滞，风痰相搏，蒙闭神窍所致。观其面色属气闭痰蒙之象，尚呈红润，而非青灰暗色也。百会，位于头顶正中，主治头风，头痛，眩晕，中风，言语謇涩，口噤不开，癫狂，心烦闷，惊悸健忘，心神恍惚，风痫痰壅，脱肛，阴挺等。灸之则温阳散寒，俾气血流畅，开窍醒神。古有扁鹊，治虢太子尸厥，即取三阳五会（即百会穴别名）治之而苏（《史记·扁鹊仓公列传》）。是案灸百会治风痰蒙窍岂非正治乎？挽生命于狂澜间。知府赐"国手佛心"匾额，誉不虚焉。

◎ 针灸科病案

骨伤科病案

跌　伤

病案　筋肌跌伤

晚年，有农民不慎自树（上）跌下，全身萎缩不能坐立，求治于闵姐。时老人端坐圈椅中，手执水烟筒，边呼噜吸吐，边命伤者卧地翻滚。老人不动声色，熟视良久，蓦然灭纸吹，释烟筒，起身直前，裙里飞起一脚，正中伤者尾尻骨，但听得伤者痛吼一声，顿时直端起，随即叩头如捣蒜，一迭连谢不绝口。（《吴中名医录》）

【解析】是为清末民国间昆山骨伤名医闵氏治一筋肌跌伤验案。闵氏，为吴中昆山白塔巷人，伤科名医闵季臣之姐，其姐伤科之技胜之。本案治一农民从树上跌下，致筋骨受伤，身萎缩不能坐立，老姐细察其病状后，突然一脚踢中病人骶尾部，而病人顿吼一声，既而站起，真妙法神术也。细思之，闵氏令病者卧地翻滚，意在察其是否有骨折、大关节脱臼之损，若有骨折、大关节脱臼则痛甚且不能翻滚也。察之无骨折，无大关节脱臼，便即软组织，韧带、肌肉扭伤，故依己之经验断定所伤软组织部位，一脚踢出令其复原，解除肌肉等之痉挛，从而病愈。此为中医伤科之长处，手法种种，诚能解除病痛。闵氏骨伤科，名播吴中，是中医学界之瑰宝！

◎骨伤科病案

跋

时谚曰："不怕你有稀奇病，王四爷有古怪方。"是为《重修大足县志》对清·四川大足县名医王登和先生赞誉。王先生大足县三驱镇人，家中行四，幼年习儒，及长厌仕途而从业于药肆，并投堂医杨某学医（杨先生博通古今医籍，医技超群，终日求诊者接踵）。登和尽得其传，且胜于蓝，四方求治者，络绎不绝，终获之盛赞。从其学者，达四五十人，享年九十余。

今春，余有幸拜读名医何时希先生所撰《中国历代医家传录》，发现我国历代地方（基层）名医甚多，即若王登和先生者。于是乃选录明清两代地方部分医家有较详细验案者，予以解析，而成《明清地方名医验案选解》一册，以供吾师生习用也。

古人云："前事不忘，后事之师。"前代医家之诊籍治验余录而解之，诚不敢自私，况"医者，仁术也"，思之再三，将其公之于世，以飨读者。倘为后之医者所习用、借鉴，并发扬光大之，岂非尽先人之心愿乎？以之救病人于危殆，祛疾延年，岂不亦功德无量哉！于社会谅有裨益焉。

是集之问世，是否如愿，余心尽矣。

七八叟　王道瑞
于 2020（庚子）年 6 月谨识

133

◎
跋

医家索引

明清地方名医验案选解

◎ 医家索引

◎ 医家索引

十三画以上